ICH HABE ANGST
VOR
DIESEM MANN

VIRGINIE DUMONT

ICH HABE ANGST VOR DIESEM MANN

Illustriert von
MADELEINE BRUNELET

Deutsche Übersetzung und Bearbeitung von
B. KINDERMANN/D. SCHAEFFER

Kindermann Verlag Berlin

Von derselben Illustratorin ist die Reihe

Kindergarten-Kids

mit folgenden Bänden erschienen:

Ich will nicht in den Kindergarten!

Ich will aber nicht brav sein!

Ich will keinen Mittagsschlaf machen!

Ich will nicht in die Badewanne!

Originaltitel: *J'ai peur du monsieur*

Deutsche Ausgabe: Dirk Schaeffer/Dr. Barbara Kindermann

ISBN 3-934029-07-8

Vorwort

Ich denke, jeder von uns kennt aus seiner Kindheit noch Ängste, die dadurch ausgelöst wurden, dass Erwachsene sich irgendwie seltsam benahmen. Meistens gibt man als Kind solche Ängste nicht zu und traut sich nicht, darüber zu sprechen - sei es aus Furcht, die anderen könnten sich darüber lustig machen, oder weil sie es nicht verstehen oder sogar sagen könnten:
„Ach, erzähl doch keine Geschichten!"
Aber irgendwann kommt es wieder hoch.
Und dann ist es gut, darüber zu reden.

Ich habe Angst vor diesem Mann
ist ein sehr wichtiges Buch für Kinder, weil es ihnen das Vertrauen vermittelt, sich den Eltern mitzuteilen. Denn es zeigt, dass diese die Ängste der Kinder durchaus verstehen und ihnen helfen können, sich damit auseinander zu setzen.
Die Stärke dieses Buches liegt darin, dass es Kindern hilft, über ihre Nöte und Sorgen zu sprechen, und Erwachsene auffordert zu lernen, selbst die heikelsten Fragen zu beantworten.
Der Dialog zwischen Eltern und Kindern über solch „peinliche" Themen ist für die Erziehung unserer Kinder und ihre Entwicklung dringend notwendig.

Nathalie Baye
Mitglied des Komitees zum Schutz misshandelter Kinder und Patin der 1997 in Frankreich durchgeführten großen Kampagne (Grande Cause Nationale 1997)

1. Kapitel

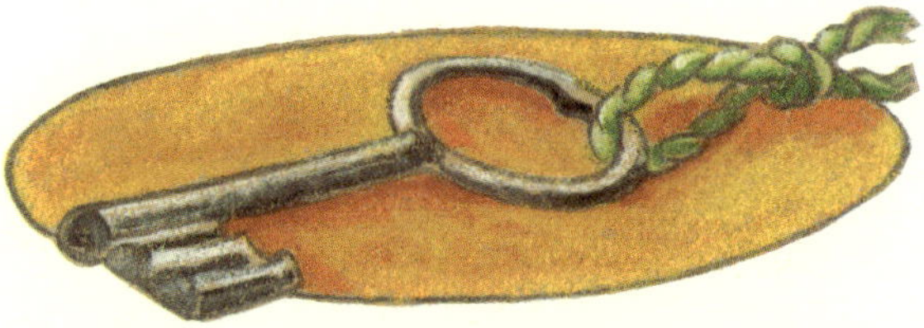

SOPHIE GEHT ALLEIN VON DER SCHULE NACH HAUSE

Sophie ist acht Jahre alt. Sie ist ein kleines fröhliches Mädchen, das gerne mit ihren Freundinnen spielt und zu Hause viel mit ihren Eltern schmust.
Wie alle Kinder in ihrem Alter geht sie zur Schule, und dieses Jahr darf sie nach Schulschluss alleine nach Hause gehen: Schon seit Monaten hat sie sich das gewünscht, aber erst jetzt haben es ihre Eltern erlaubt. Sie ist stolz, nun endlich zu den größeren Kindern zu gehören! Es ist ja auch wirklich nichts dabei: Mindestens 300mal ist sie den Weg schon gegangen, entweder mit ihrer Mutter, ihrem Vater oder mit ihrer großen Schwester. Sie weiß genau, welche Straßen sie überqueren und an welchen Häusern sie vorbeikommen muss. Und außerdem kann sie jetzt endlich am Schultor noch ein bisschen mit ihren Freundinnen reden, bevor sich alle auf den Heimweg machen.

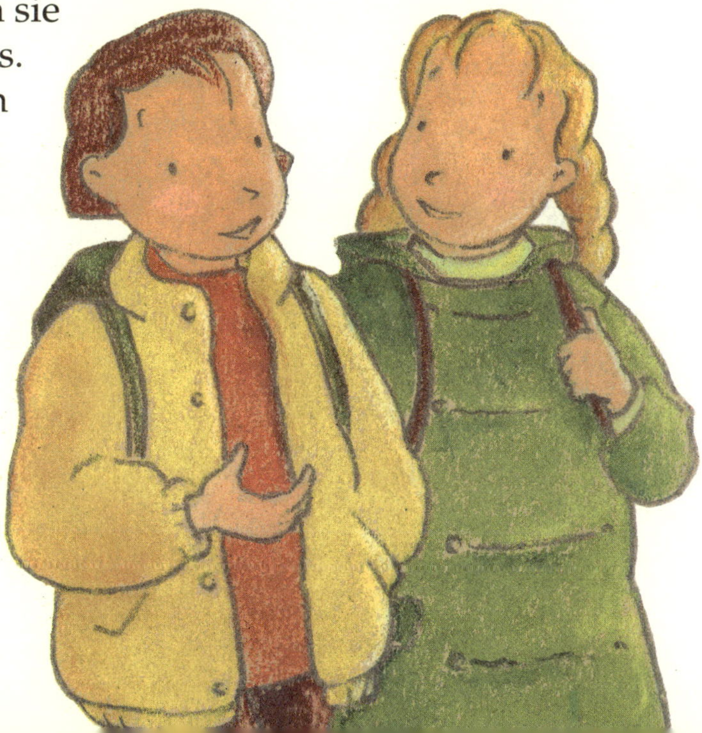

Manchmal gibt sie unterwegs Leuten Auskunft, die sich in der Gegend nicht auskennen.
„Sag mal, Kleine, weißt du zufällig, wo es hier eine Apotheke gibt?"
„Nein, ich weiß nur, wo die Bäckerei ist!"
Oder sie kann älteren Menschen beim Tragen ihrer schweren Taschen helfen. „Was für ein nettes Mädchen!"
Und wenn sie nach Hause kommt, freut sie sich noch immer über das neue Gefühl von Freiheit. Dann erzählt sie ihrer Mutter oder ihrem Vater, was sie alles erlebt hat. Wenn die nicht da sind, schwärmt sie ihrer großen Schwester davon vor. Und wenn gar keiner zu Hause ist, muss sie als erstes ihre Mutter bei der Arbeit anrufen: „Ich bin's, ich bin jetzt zu Hause. Es war toll heute! Kommst du spät?"
„Nein, nein, mach dir keine Sorgen, ich bin zum Abendessen zurück."
Sophie macht sich keine Sorgen, wenigstens nicht so wie ihre Mutter, die immer sofort wissen will, dass Sophie auch gut nach Hause gekommen ist. Aber ganz allein in der Wohnung ist sie dennoch nicht so gerne.

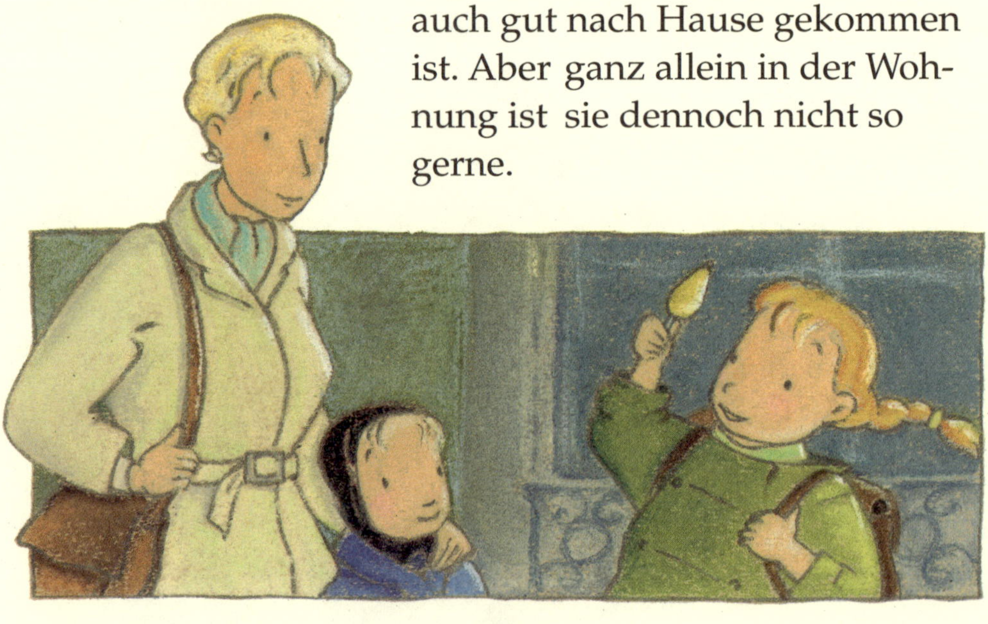

Einmal meldete sie sich bei ihrer Mutter später als sonst, weil sie ihre Freundin Marie noch nach Hause begleitet hatte. War das eine Aufregung!
Ihre Mutter rief sofort ihren Vater an, der wiederum ihre Großeltern - das Telefon klingelte wie verrückt!
„Was ist denn passiert, hast du dich verlaufen?"

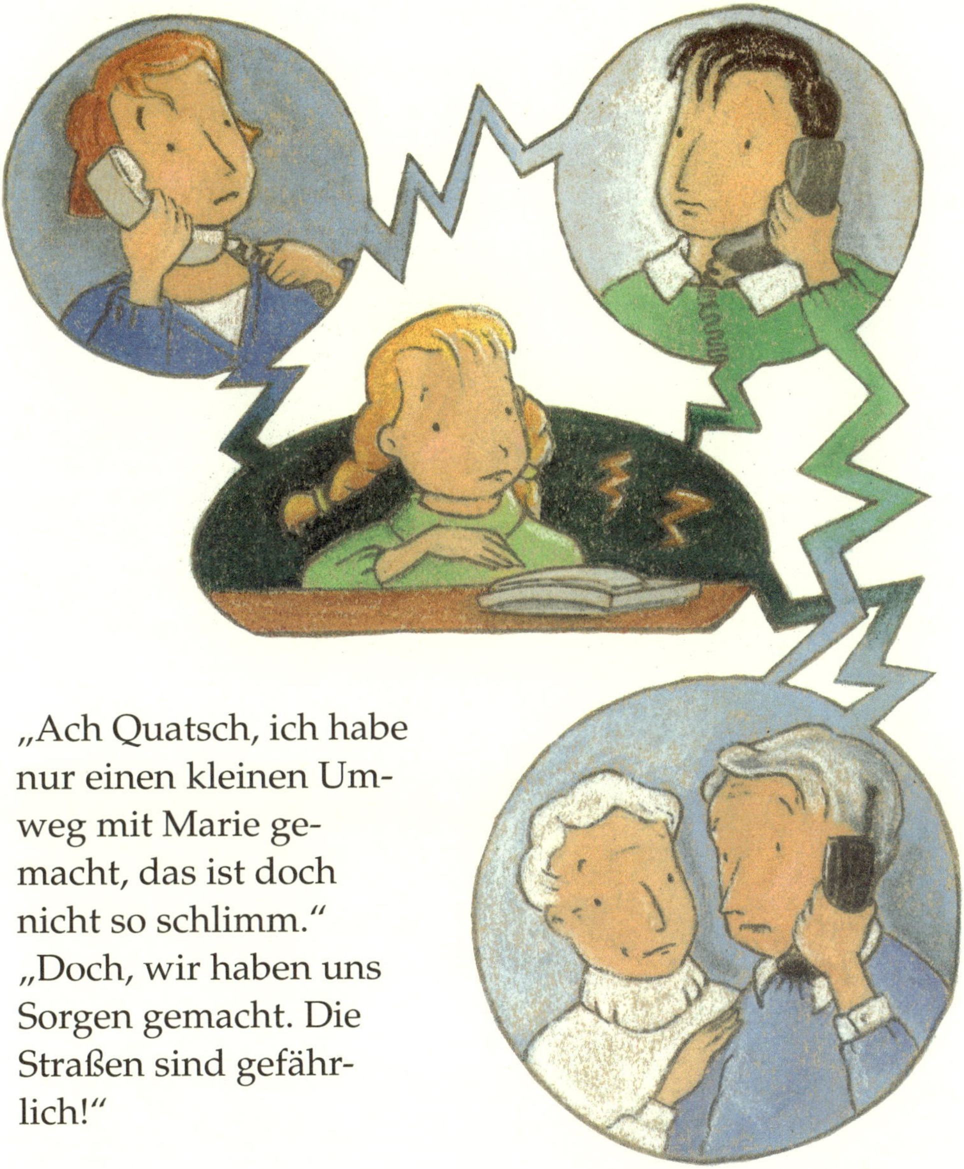

„Ach Quatsch, ich habe nur einen kleinen Umweg mit Marie gemacht, das ist doch nicht so schlimm."
„Doch, wir haben uns Sorgen gemacht. Die Straßen sind gefährlich!"

Sophie hatte das nicht so richtig verstanden. Sie war doch die ganze Zeit mit Marie zusammen gewesen, warum sollte man sich also Sorgen machen?
„Marie wohnt doch nur fünf Minuten von hier, und wir brauchen nicht einmal eine Straße zu überqueren. Außerdem bin ich jetzt alt genug, um so etwas zu machen."
„Ja, aber nicht, ohne uns vorher Bescheid zu sagen."
Seit jenem Tag ruft Sophie immer sofort an, wenn sie zu Hause ankommt, denn sie will nicht, dass sich noch einmal alle ängstigen.

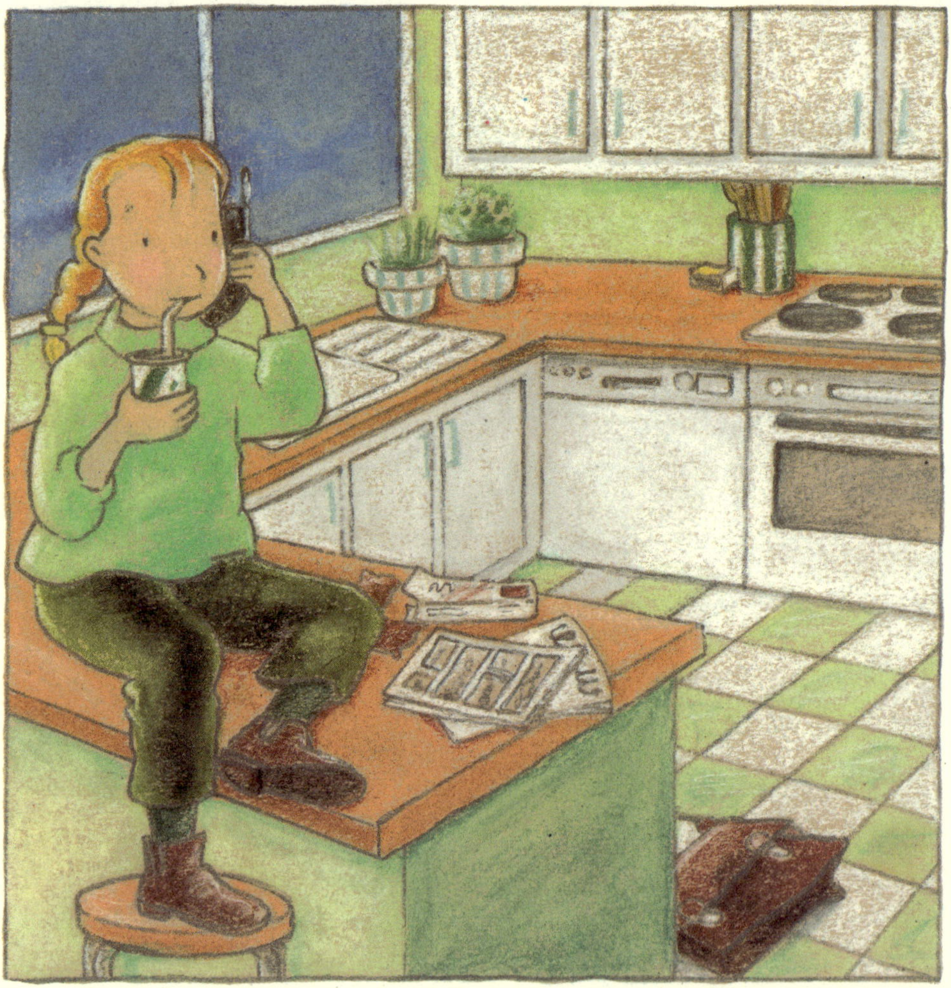

2. Kapitel

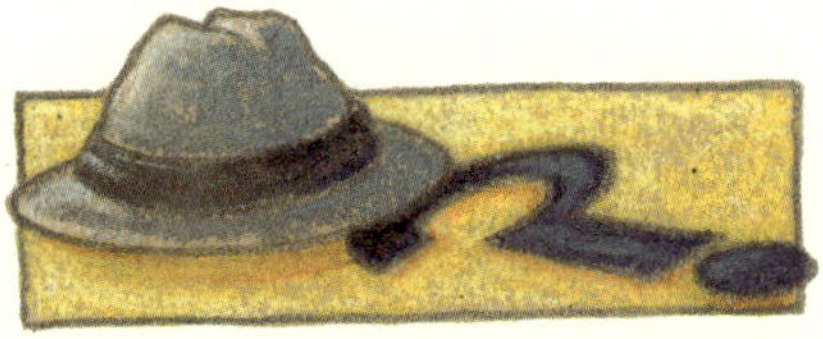

GERÜCHTE UM EINEN SELTSAMEN MANN

Seit einigen Tagen hören Sophie und ihre Freundinnen in der Schule, wie über ein merkwürdiges Ereignis gesprochen wird: Die älteren Kinder erzählen, dass da manchmal ein Mann ganz allein auf der Straße steht und den vorbeigehenden Leuten seinen Penis zeigt.
„Das ist ja eklig!"
Zwar hat bisher niemand diesen Mann richtig gesehen, aber er soll einen großen Hut und einen grauen Regenmantel tragen, so wie man es von Krimis her kennt.
‚Und wenn das nur eine Erfindung ist?', fragt sich Sophie, die genau weiß, dass manchmal aus Wichtigtuerei Dinge erzählt werden, die gar nicht stimmen.

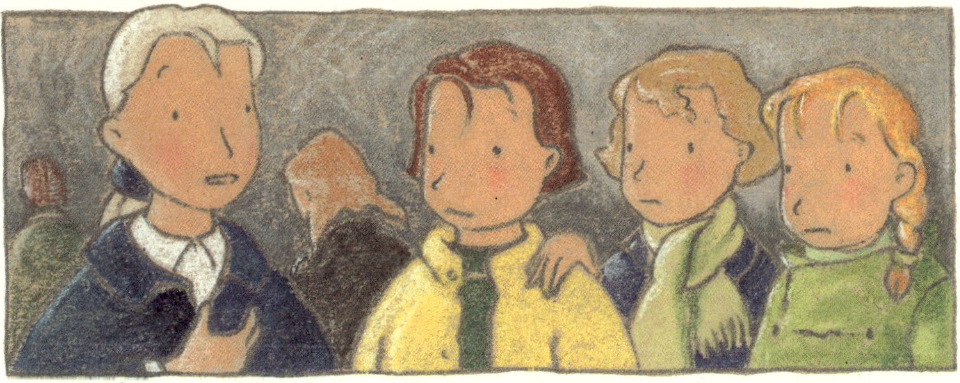

Zum Beispiel hatte letztes Jahr ein Mädchen erzählt, dass es einen Bären im Treppenhaus gefunden und ihn adoptiert habe, aber niemand dürfe ihn sehen, weil er so wild sei. Es hat ihn auch nie jemand gesehen, und wenn das Mädchen jetzt nach dem Bären gefragt wird, behauptet es, dass es ihn in seine Heimat zurückgebracht habe.
Diese Geschichte mit dem Bären ist genau genommen möglich, und wenn sie möglich ist, dann ist sie vielleicht auch wahr, sagen sich Sophie und ihre Freundinnen.
Aber jetzt diese Geschichte mit dem seltsamen Mann, die halten sie doch für ziemlich unwahrscheinlich.

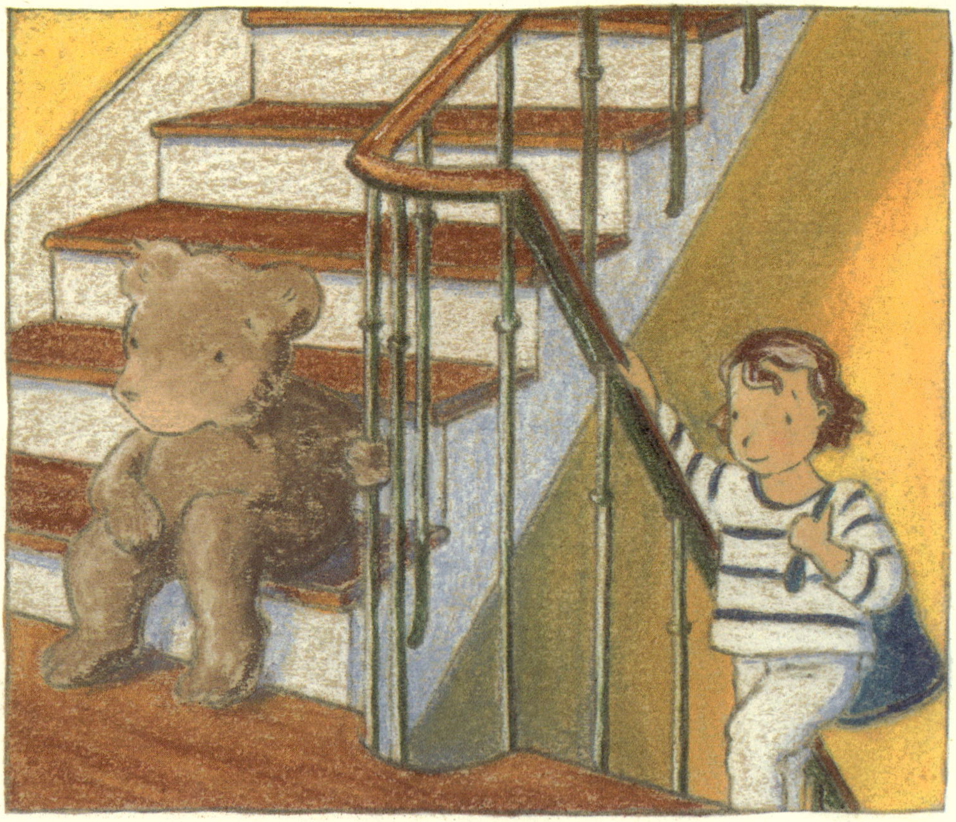

Vor allem deshalb, weil doch nie jemand so etwas auf offener Straße machen würde, schon gar nicht, wenn er erwachsen ist. Zu Hause achten ja selbst Sophies Vater und Mutter immer darauf, sich nicht völlig nackt vor den Kindern zu zeigen: Wenn sie duschen, machen sie die Badezimmer-Tür zu, und wenn sie sich anziehen, gehen sie ins Schlafzimmer.

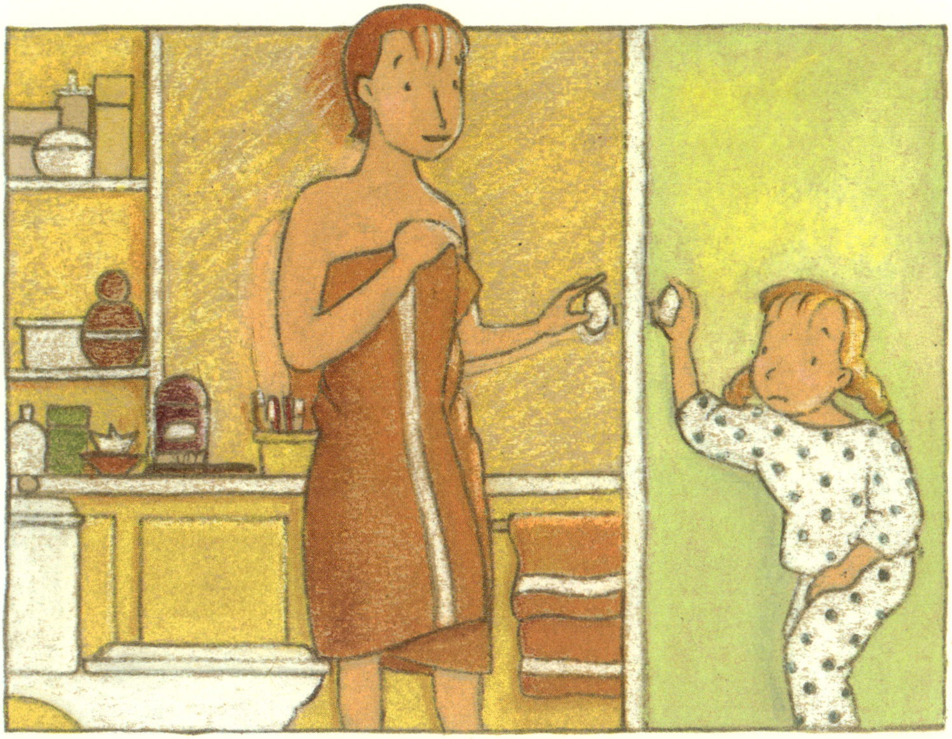

Und dennoch - Sophie erinnert sich noch gut daran, wie sie früher oft mit Mama oder Papa in der Badewanne gesessen und sich dabei überhaupt nicht geniert hatte. Aber inzwischen ist es doch ein wenig anders und sie mag es nicht mehr, wenn man sie ganz nackig sieht: Das liegt am „Schamgefühl".

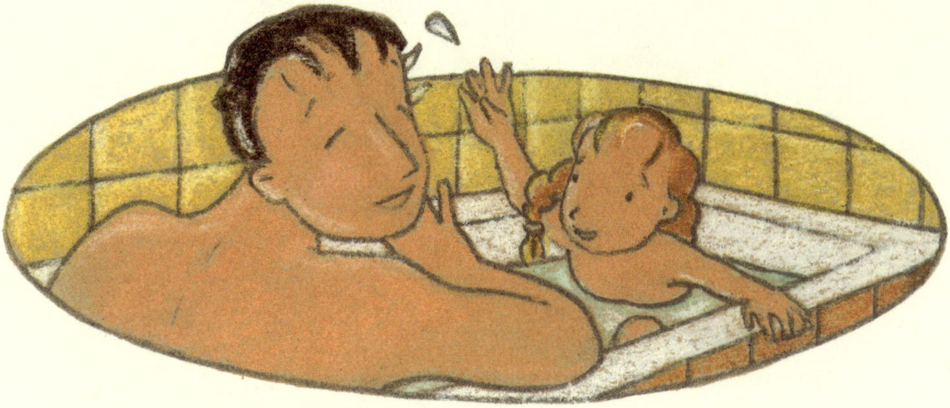

Schamgefühl verspürt jemand, der etwas nur für sich behalten möchte, weil er Angst hat, es könnte anderen unangenehm sein oder sie erschrecken. Das ist wie mit der Höflichkeit, nur ernster. Wenigstens hat Sophie das so verstanden. Und Leuten, die man nicht einmal kennt, seinen Penis zu zeigen, so etwas macht man einfach nicht, schon allein wegen des Schamgefühls.
Sophie und ihre Freundinnen haben lange über diesen Fall gesprochen und sind sich dann einig geworden, dass so etwas nicht möglich sei und es sich dabei ganz sicher um eine Erfindung handle.
Das hat sie doch sehr beruhigt, denn ein bisschen Angst hat ihnen diese Geschichte schon gemacht. Seither spricht auch keiner mehr darüber. Zudem steht Weihnachten vor der Tür, da gibt es genug anderes zu tun: Geschenke basteln, das Haus schmücken und vor allem - warten …

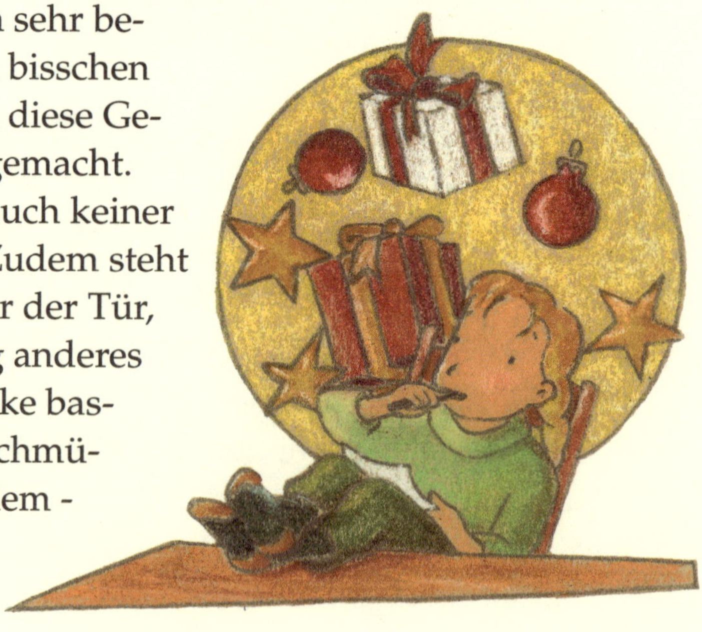

3. Kapitel

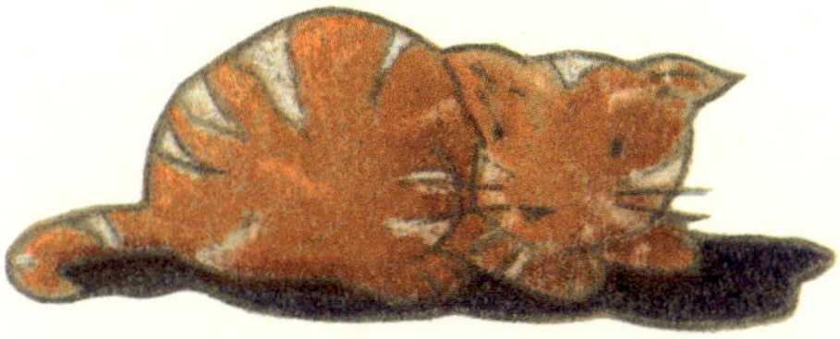

EIN KÄTZCHEN BRAUCHT HILFE

So vergehen einige Wochen und Sophie fühlt sich immer sicherer auf den Straßen. Manchmal macht sie einen Abstecher zum Kiosk, um sich neue Sticker zu kaufen oder sie läuft mal eben zum Bäcker, um sich was Süßes zu holen.

Eines Abends aber, als es schon fast dunkel ist - im Dezember sind die Tage ja sehr viel kürzer als im Sommer - bekommt Sophie schreckliche Angst. So eine richtige Angst, bei der das Herz schlägt wie verrückt und die Beine sich anfühlen wie Gummi.

Sophie hat sich eben von ihren Freundinnen verabschiedet, ist in ihre Straße eingebogen und will dann schnell nach Hause laufen, weil es so kalt ist. Da entdeckt sie kurz vor ihrem Haus auf dem Boden ein kleines Kätzchen, das aussieht, als wäre es verletzt.

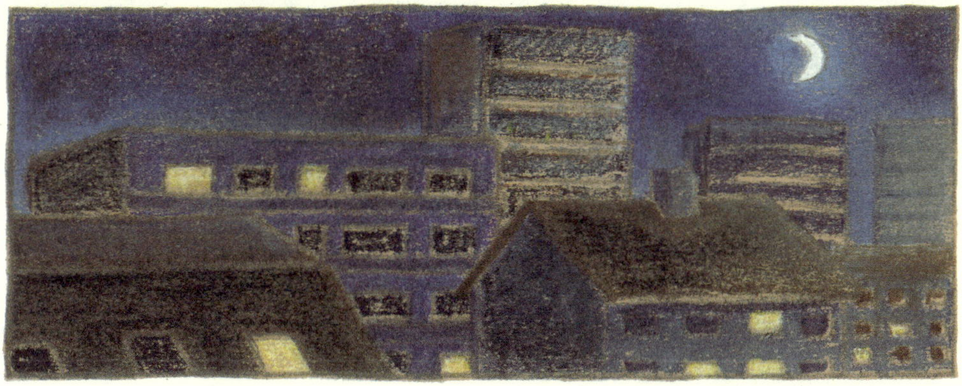

Natürlich will Sophie das Kätzchen aufheben, mit nach Hause nehmen und es gesundpflegen: Schließlich sind alle Tiere ihre Schützlinge. Sie hockt sich auf die Erde und schaut dann hoch, um zu sehen, ob das Kätzchen vielleicht von einem Balkon heruntergefallen sei. Da steht direkt vor ihr ein Mann, der seinen Penis aus der Hose herausgeholt hat. Sophie erstarrt und fängt an zu zittern vor Angst. Dann rennt sie los. Zum Glück ist an diesem Abend ihr Vater schon zu Hause!

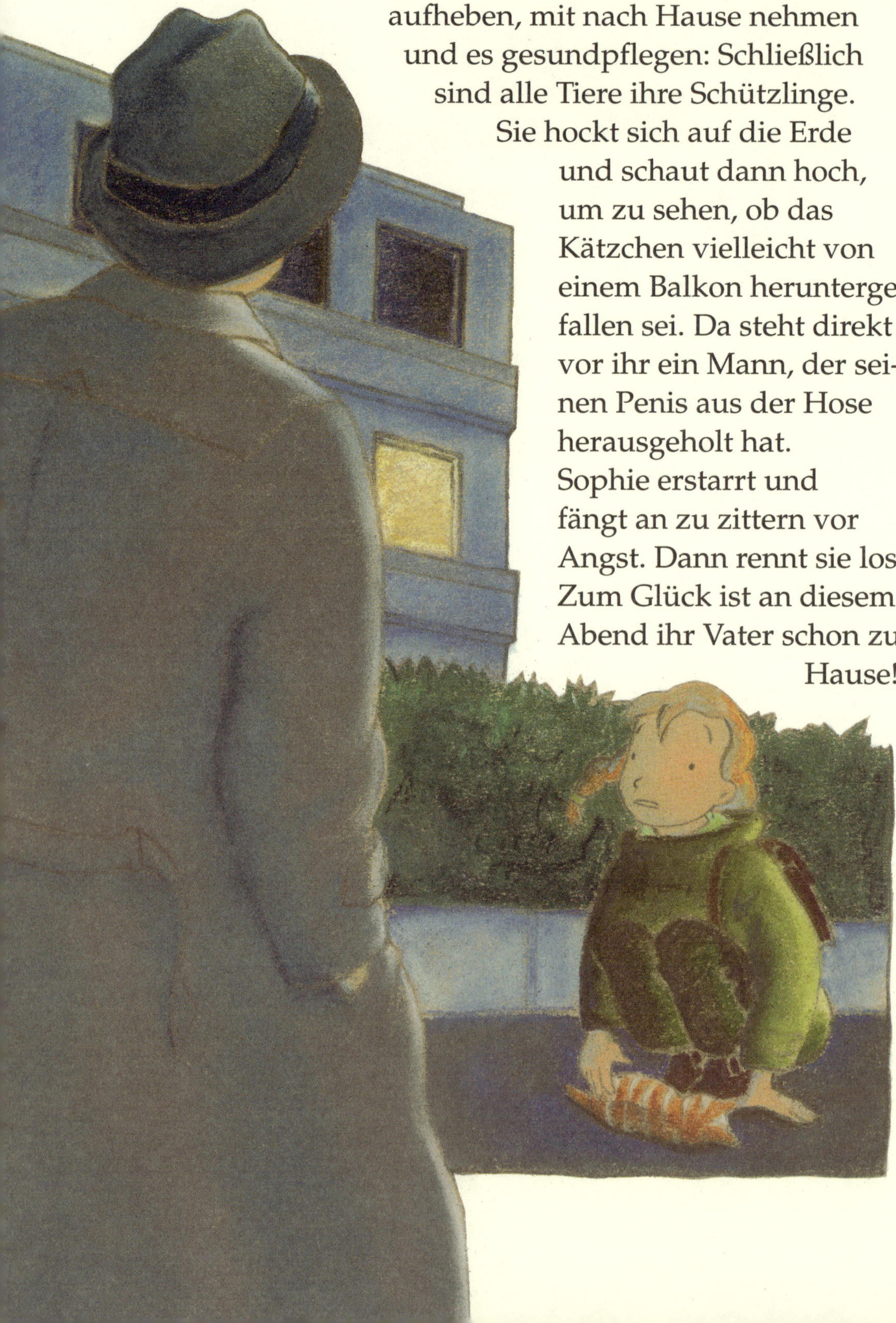

Als er ihr die Tür öffnet, merkt er sofort, dass etwas nicht stimmt. Da Sophie aber kein Wort herausbringt, nimmt er sie erst einmal in den Arm, damit sie sich beruhigen kann und wieder zu Atem kommt.
Im Schutz der starken und vertrauten Arme ihres Vaters fühlt sich Sophie geborgen und fängt an zu schluchzen. Ganz lange sagt sie nichts und schließt die Augen, um nicht mehr das Bild des Mannes vor sich zu sehen.
Als sie sich endlich traut, sie wieder aufzumachen, fällt ihr als Erstes das Kätzchen ein, das immer noch da draußen ist.

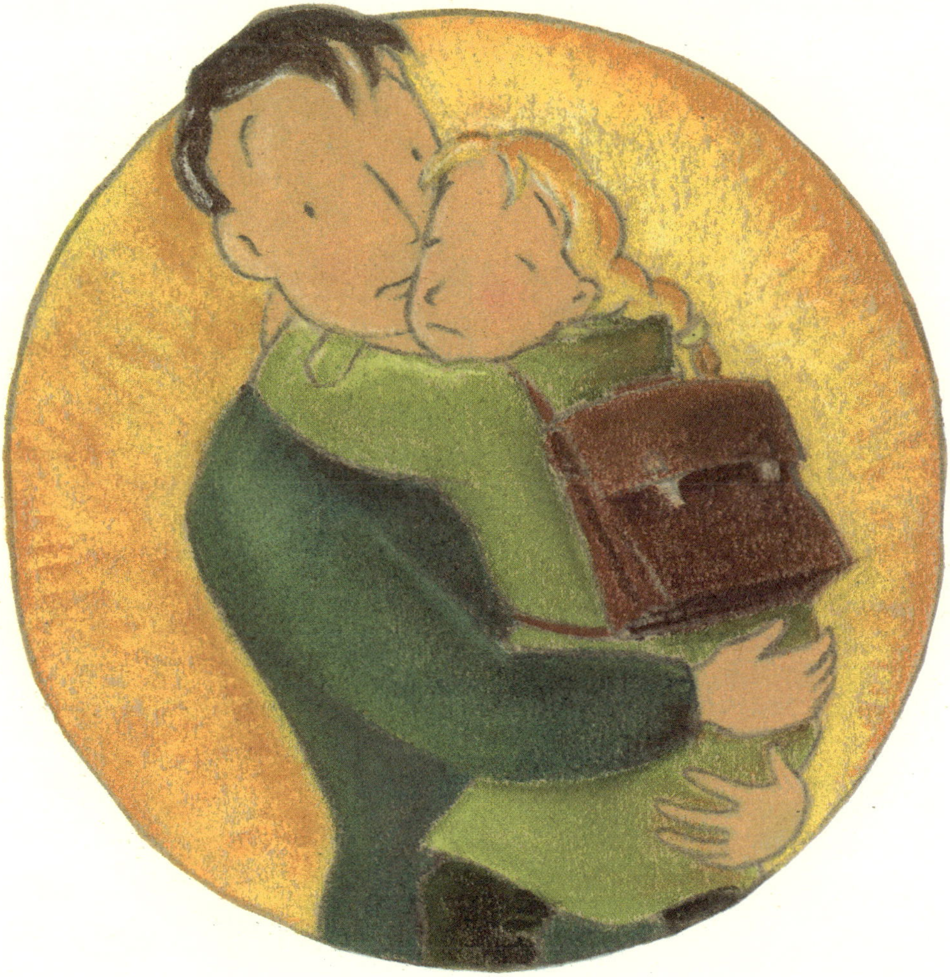

„Papa, ich habe das Kätzchen vergessen, es wird bestimmt sterben." „Welches Kätzchen? Komm, wir suchen es, wenn du willst." „Nein, ich nicht."
„Soll ich dann gehen?", schlägt ihr Vater vor.
„Nein! Ich will nicht alleine bleiben, ich habe Angst vor diesem Mann!" „Vor welchem Mann? Wovon redest du? Ich verstehe kein Wort ..."
Stockend versucht Sophie ihrem Vater zu schildern, was passiert ist. Sie erzählt von den Gerüchten in der Schule, von dem verletzten Kätzchen und schließlich von dem Mann, der ihr seinen Penis gezeigt hat. Beim Erzählen zittert sie immer noch vor Angst.
„Weißt du", stottert sie, „ich musste da hingucken, er stand direkt vor mir, ich konnte gar nicht anders. Und jetzt kann ich doch nicht so tun, als hätte ich es nicht gesehen."

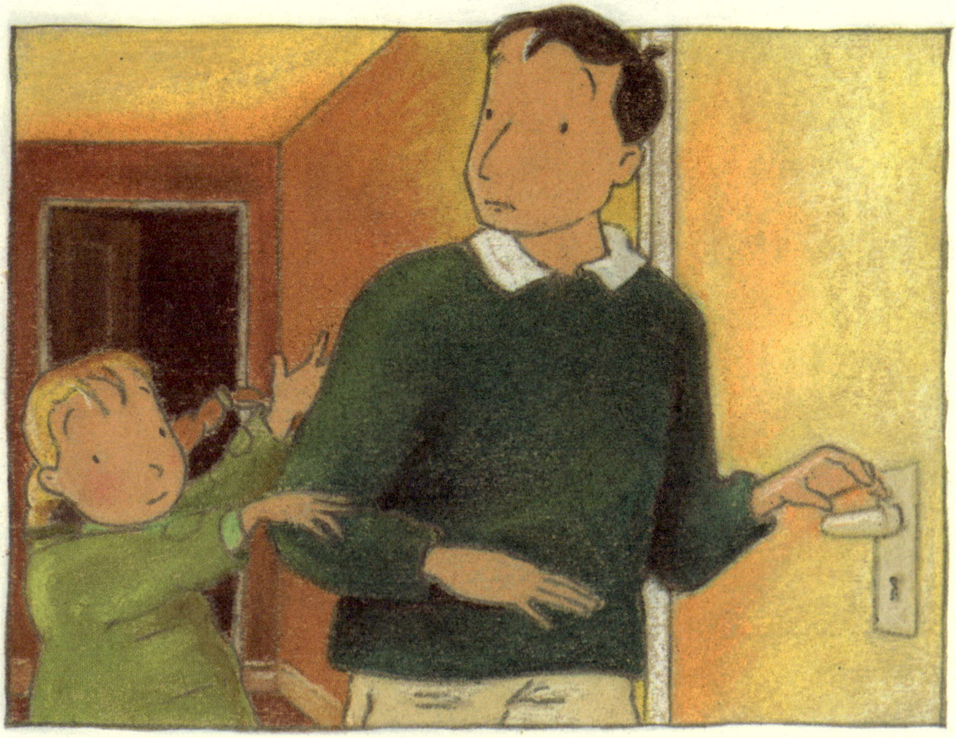

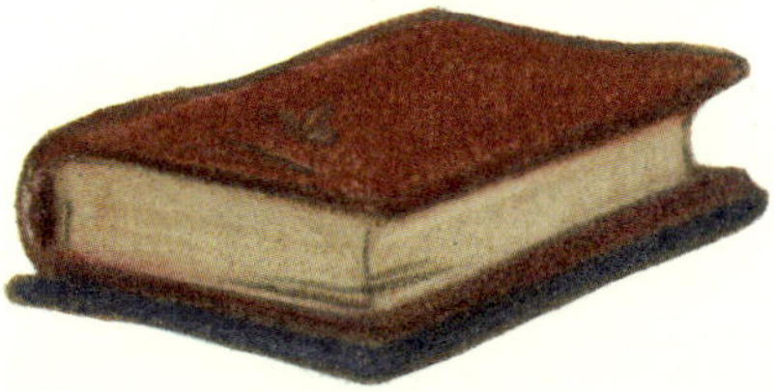

4. Kapitel

WORTE, DIE NICHT EINFACH ZU VERSTEHEN SIND

Von diesem Tag an ist Sophies Leben nicht mehr so, wie es war. Ihre Familie versteht sehr gut, dass dieses Erlebnis schlimm für sie gewesen sein muss.
Die Eltern versuchen Sophie zu beruhigen und erklären ihr immer wieder, dass nicht *sie* Schuld daran hatte, sondern dass dieser Mann ein „Exhibitionist" war.

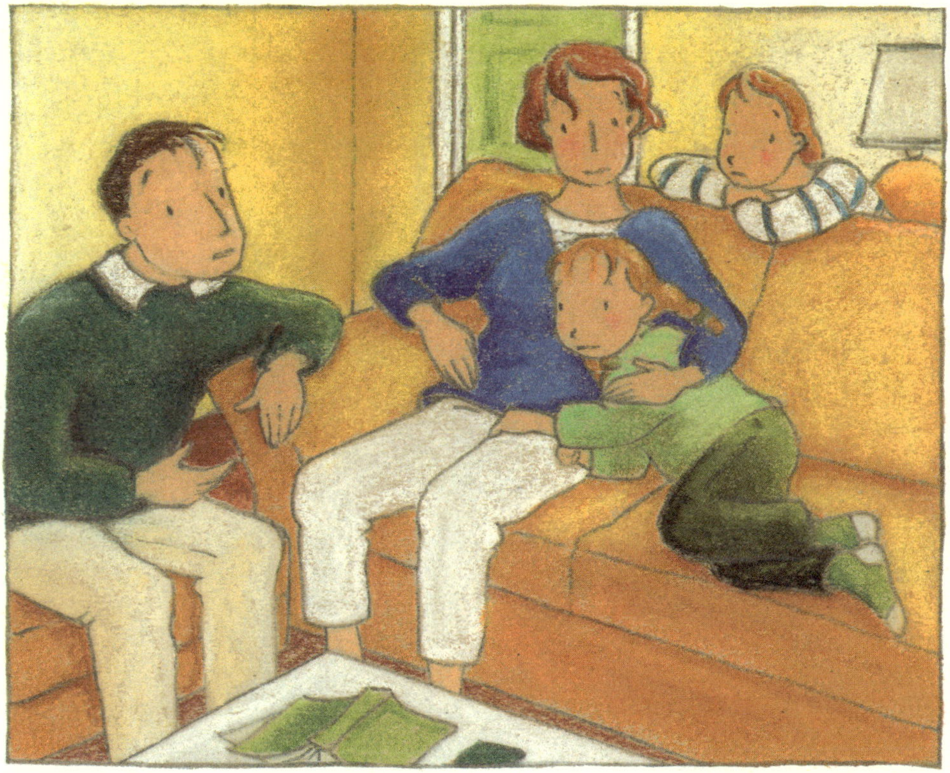

Ihr Vater ist zur Polizei gegangen und hat berichtet, was geschehen ist.
„So etwas darf nicht noch einmal passieren", sagt er, „weder dir noch anderen Kindern."
Aber Sophie ist immer noch durcheinander:
„Sag mal, Papa, wieso hat mich das denn so erschreckt? Und warum tun Leute so etwas? Dieser Mann hat mir zwar nicht wirklich weh getan, aber es fühlt sich trotzdem irgendwie so an!"
Für ein kleines Mädchen ist es sehr kompliziert, Ausdrücke wie „sexuelle Aggression", „Trauma" oder „Exhibitionist" zu verstehen. Es ist ja sogar für Erwachsene schwierig, solche Begriffe in einfachen und nicht zu beunruhigenden Worten zu erklären.
Natürlich denkt Sophie nicht ständig daran. Aber sie traut sich nicht mehr alleine von der Schule nach Hause, was auch ihre Eltern nicht mehr möchten.
Zudem will sie abends nicht mehr allein zu Hause bleiben und nachts muss immer eine kleine Lampe brennen.

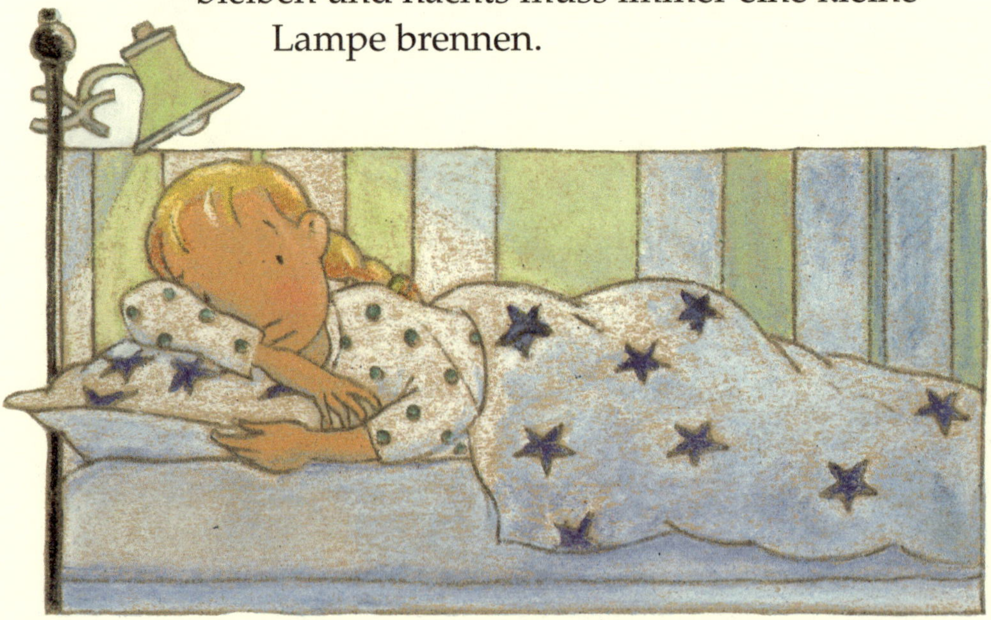

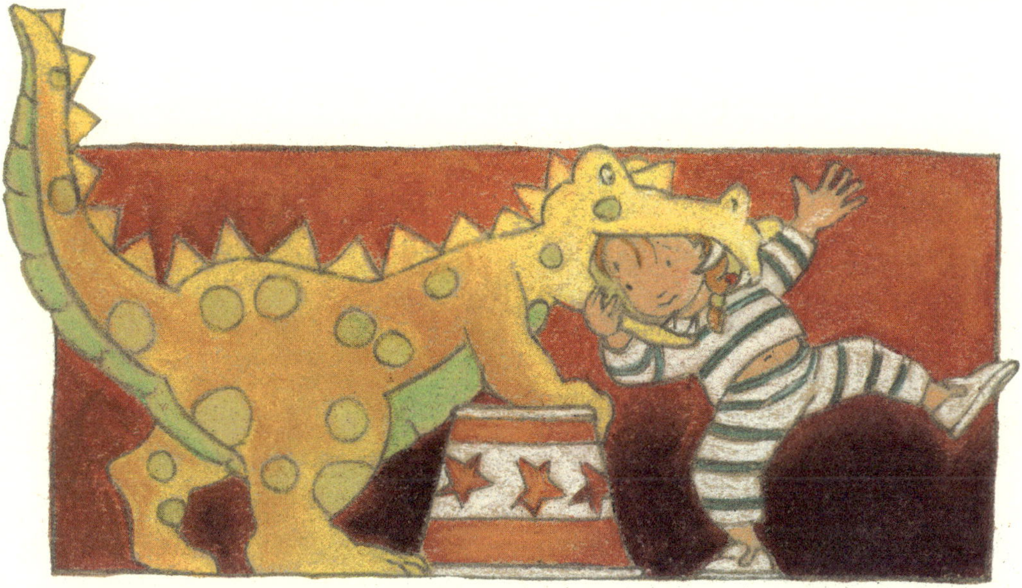

„Früher hatte ich Angst vor Gespenstern und Drachen, aber ich wusste wenigstens genau, dass es die gar nicht gibt. Das hier ist etwas anderes: Es ist wirklich passiert."
Auch in der Schule reden alle darüber, obwohl Sophie gar nichts davon erzählen wollte. Aber ihr Vater und ihre Mutter haben den Vorfall der Lehrerin und dem Direktor gemeldet. Daraufhin hat die Schule sofort einen Elternabend organisiert.
„Wir alle müssen unsere Kinder beschützen und über ihre Sicherheit wachen", sagt der Direktor. Er ordnet an, dass dieses Thema in allen Klassen einen Vormittag lang besprochen werden soll.

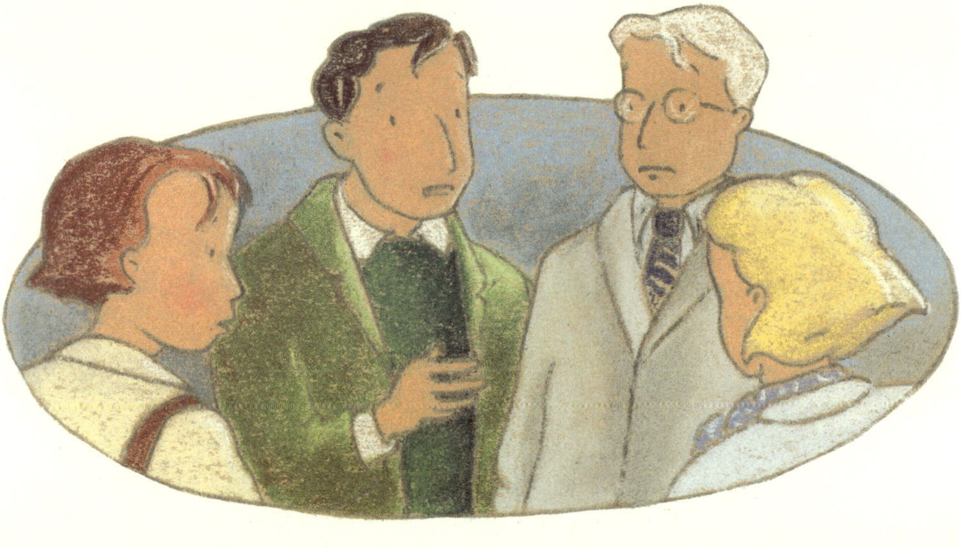

Mittlerweile erregt die ganze Geschichte so viel Aufsehen, dass es für Sophie einerseits zwar beruhigend, andererseits aber auch fast schon peinlich ist.
Beruhigend ist es für sie, weil sie jetzt keine Angst mehr zu haben braucht: Der Mann, der ihr einen solchen Schrecken eingejagt hat, wird sicher nicht mehr zurückkommen, denn die Polizei sucht ihn ja überall. Bestimmt weiß er inzwischen auch, dass er etwas Schlimmes getan hat und bestraft wird, wenn er es wieder tut.
Aber es ist ihr eben auch peinlich. Am liebsten würde sie das alles vergessen und nie wieder etwas davon hören. Dann könnte sie sich wieder mit ihren Tieren beschäftigen, sich auf den Weihnachtsmann freuen oder auch nur ganz normal für Diktate üben - wie früher.
Doch ihre Eltern sagen ihr immer wieder, wie wichtig es sei, darüber zu reden und dass ihr das nicht peinlich zu sein brauche.

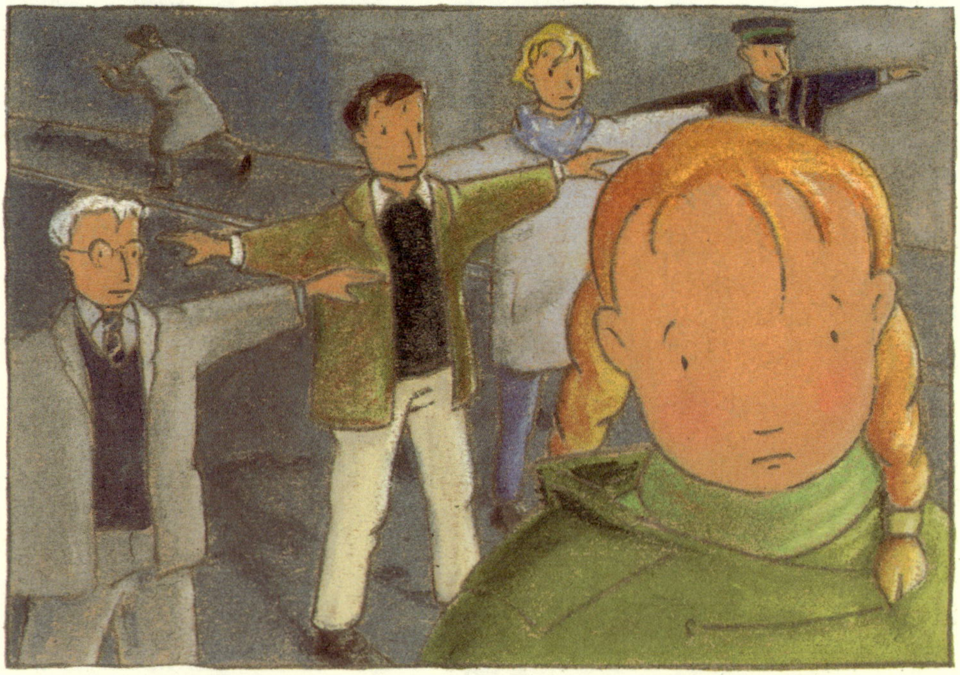

5. Kapitel

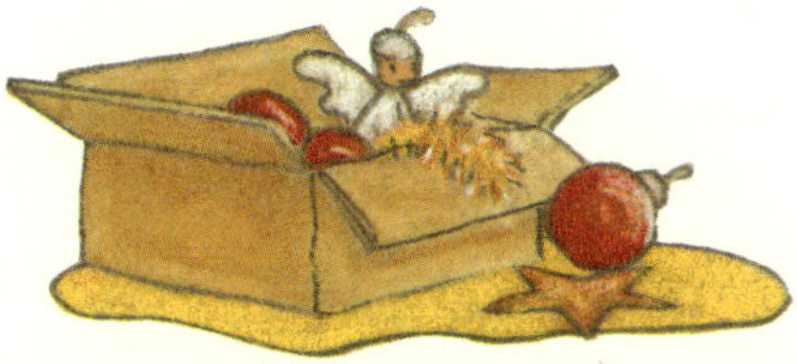

EINE GANZ BESONDERE SCHULSTUNDE

Weil die Kinder am letzten Schultag vor den Weihnachtsferien normalerweise keinen Unterricht mehr haben, geht Sophie ohne ihren Ranzen zur Schule. Natürlich wird sie von ihrer Mama begleitet.
Meistens zeigt die Lehrerin an diesem Tag einen Film oder die Kinder bringen Spiele mit. Auf jeden Fall gibt es immer viele Süßigkeiten zum Naschen. Zum Schluss wünschen sich alle „Frohe Weihnachten" und rufen sich zu: „Bis zum nächsten Jahr!"
Doch diesmal hat der Direktor vorgeschlagen, den Vormittag zu nutzen, um über „sexuelle Aggression" zu sprechen.

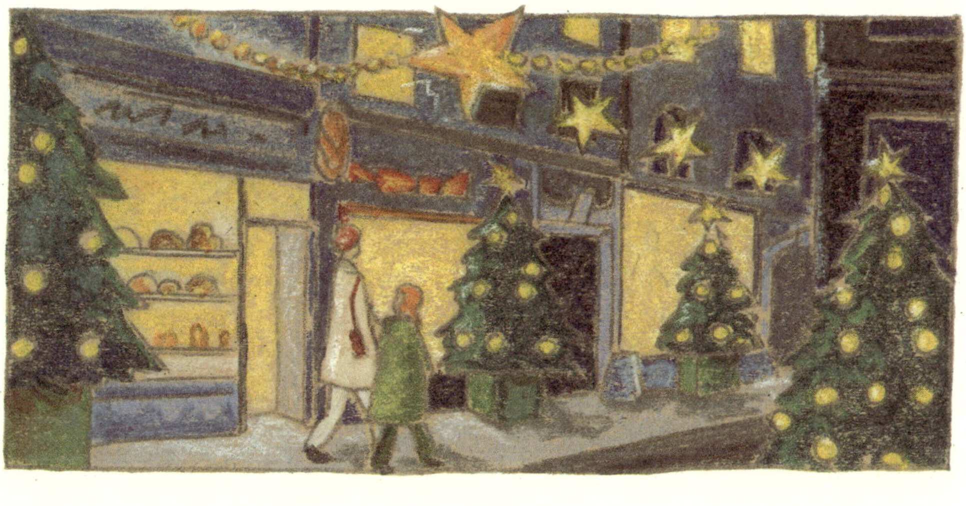

„Es ist ganz wichtig, dass ihr lernt, euch gegen solche Gefahren zu wehren. Und deshalb müsst ihr sie kennen“, erklärt der Direktor den Kindern, die ein wenig traurig sind, nicht wie sonst spielen zu können.
In Sophies Klasse will die Lehrerin mit ihnen über den Körper sprechen. Sie hat sogar ein kleines Lied mitgebracht, das die Schüler in Kanada singen. Sie kennt Kanada gut, weil sie dort zwei Jahre gelebt hat, und die Kinder lieben es, wenn sie ihnen Geschichten aus diesem Land erzählt.
An die Tafel schreibt sie:
„Mein Körper gehört mir,
vom Kopf bis zum Zeh,
er gehört nicht dir,
drum tu ihm nicht weh.“

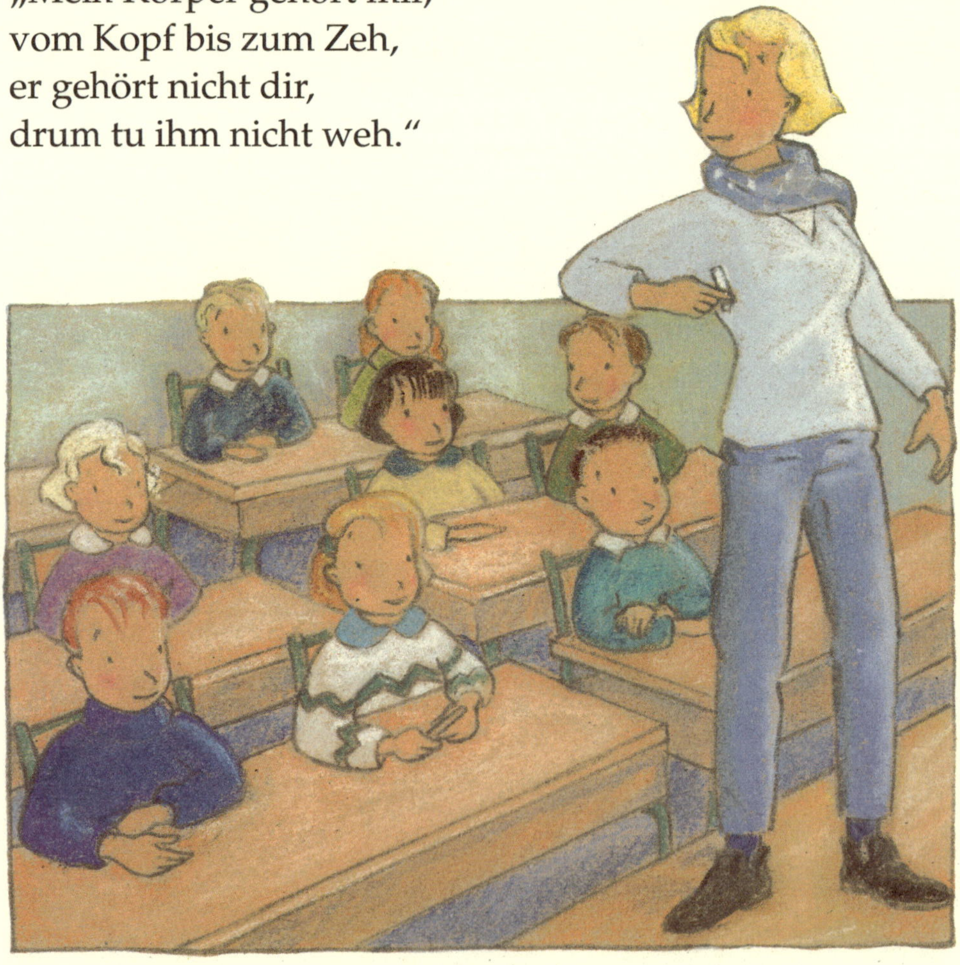

Das erste Mal singt die Lehrerin das Lied allein, dann stimmen alle Kinder mit ein. Der Text ist leicht zu behalten und die Melodie sehr fröhlich.
Anschließend erläutert sie, dass der Körper eines jeden Menschen nur ihm selbst gehöre und sehr kostbar sei, und dass man ihn daher gut behandeln müsse: Deshalb soll man sich zum Beispiel regelmäßig waschen oder sich warm anziehen, wenn es kalt ist, und auch nicht zu kleine Schuhe tragen, weil sonst die Füße wehtun. „Man muss gut auf den Körper aufpassen, damit er gesund bleibt, und ihn richtig pflegen, wenn er krank ist."
Dann erklärt sie, was es bedeutet, „Respekt" vor sich und anderen zu haben.

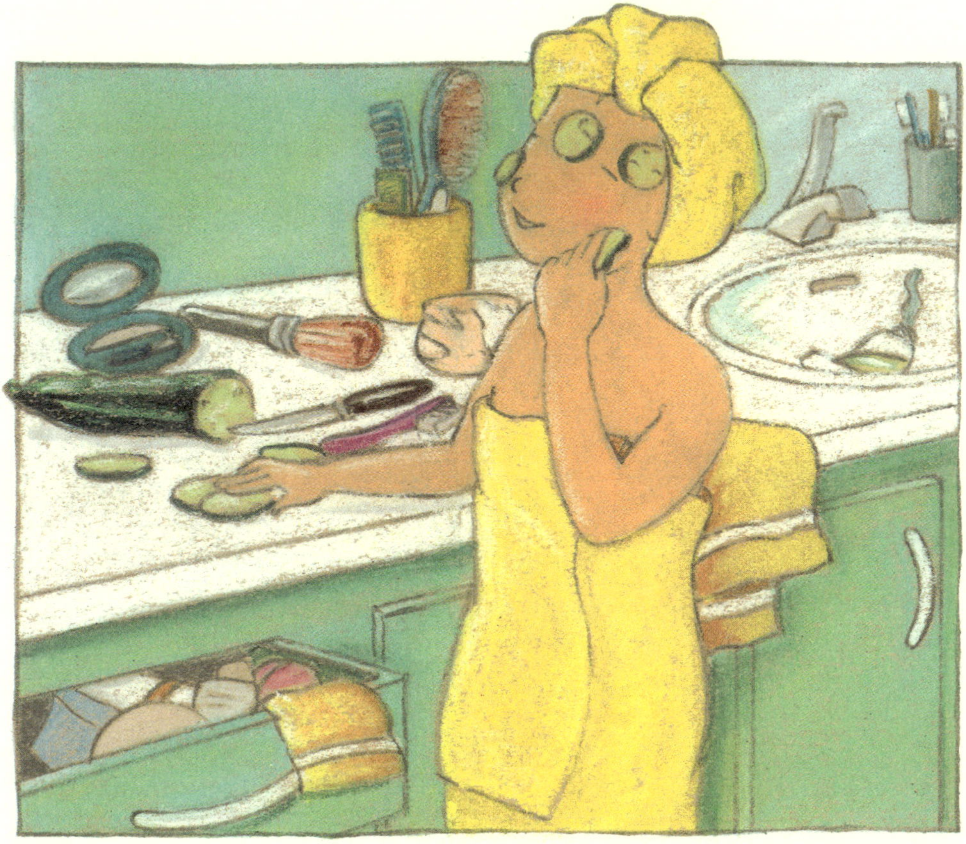

„Respekt vor Erwachsenen zu haben, bedeutet für euch zum Beispiel, dass ihr sie nicht anrempeln oder beleidigen sollt. Und ganz sicher sollt ihr sie nicht etwa mit Tomaten-Soße bespritzen, auch dann nicht, wenn ihr sauer auf sie seid. Umgekehrt müssen auch die Erwachsenen vor euch Respekt haben: So kümmern sie sich normalerweise um euch, bis ihr selber erwachsen seid und wiederum die Kinder respektiert. Alle Lebewesen haben ein Recht auf Respekt, und alle Menschen müssen lernen, sich vor schlechter Behandlung zu schützen und Nein zu sagen."
Als die Kinder verstanden haben, was „Respekt" bedeutet, beginnt sie über die sexuelle Aggression Erwachsener gegenüber Kindern zu sprechen.

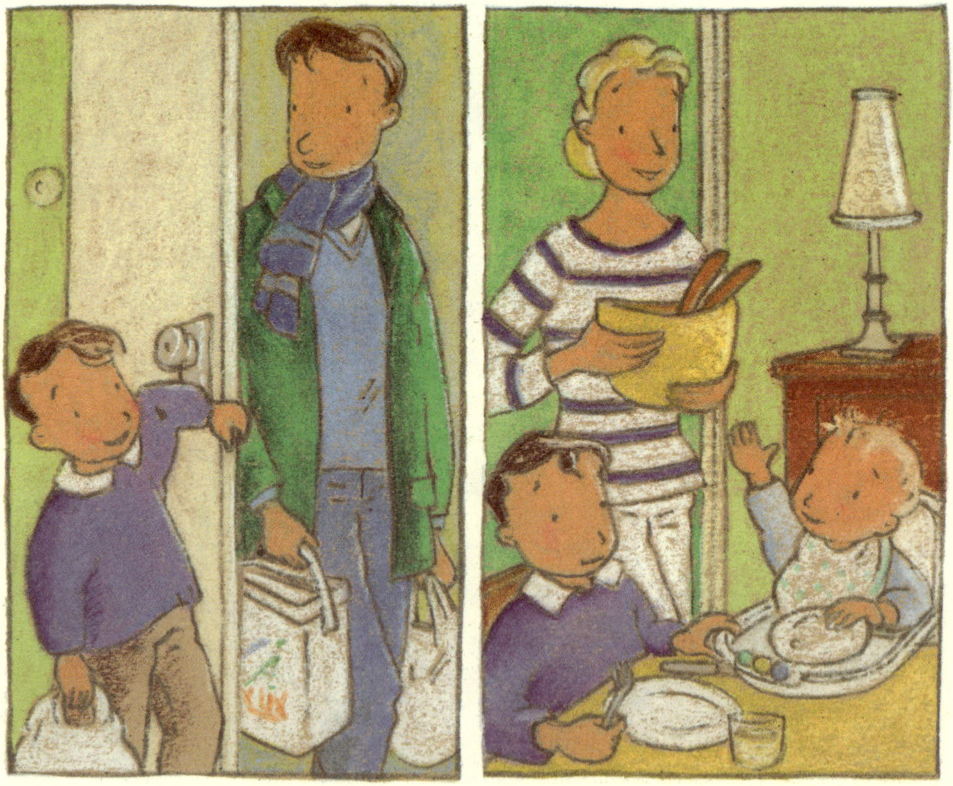

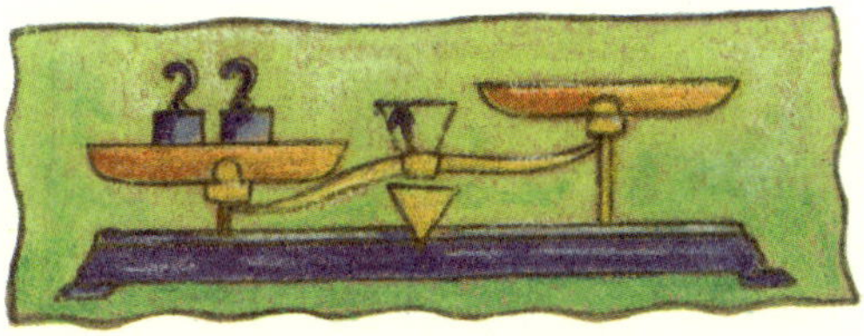

6. Kapitel

WER SIND DIE GUTEN?
WER SIND DIE BÖSEN?

Natürlich fängt die Lehrerin mit dem Beispiel von Sophie an, die sich auf der Straße den Penis eines Mannes ansehen musste.

„Das war wie ein Angriff, weil dieser Mann Sophie - ohne Respekt vor *ihren* Gefühlen - durch sein Benehmen gezwungen hat, etwas sehr Intimes zu sehen."

„Das stimmt", sagt Sophie sofort, „denn ich wollte das ja nicht, aber was hätte ich denn machen sollen?"

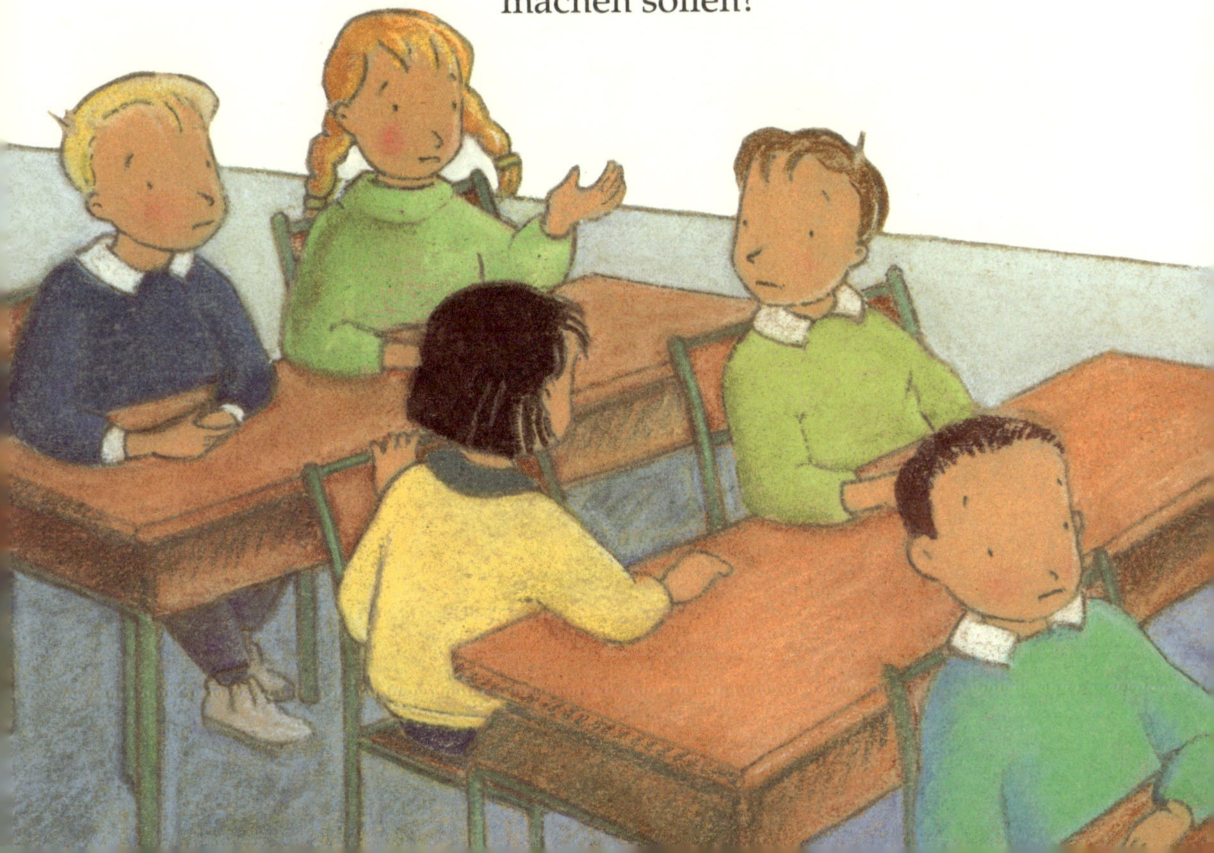

Die Lehrerin versichert Sophie, dass sie das einzig Richtige getan habe, nämlich wegzulaufen und alles ihren Eltern zu erzählen. Und dann erklärt sie weiter: „Einige Erwachsene leiden unter einer unsichtbaren Krankheit, die bewirkt, dass sie sich sexuell nicht normal verhalten. Diese Männer sehen Kinder so, als wären sie Gegenstände: Sie benutzen sie.“
„Aber wenn man es nicht sieht, woran merkt man dann, dass jemand krank ist?“, fragt Sophies Banknachbar.
„Das ist ja das Problem“, antwortet die Lehrerin. „Manche Erwachsene sind für euch Kinder gefährlich, aber es ist nicht möglich, dies auf den ersten Blick zu erkennen.“
„Aber“, wirft ein Mädchen ein, „es sind immer Leute, die man nicht kennt. Meine Mutter warnt mich ständig davor, nicht mit Fremden zu sprechen oder auf der Straße von Unbekannten Bonbons anzunehmen.“

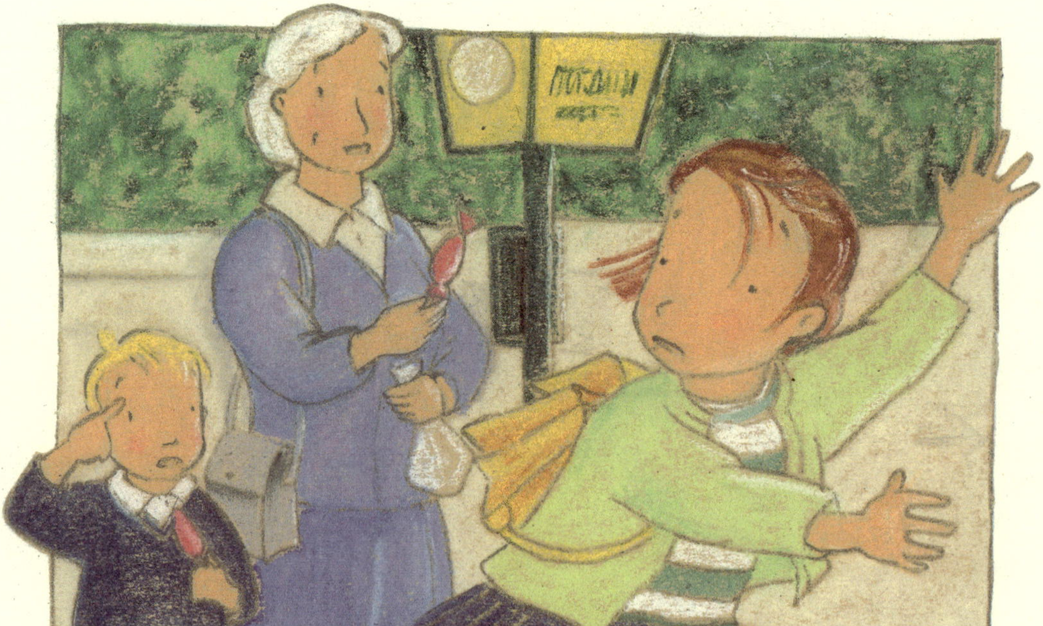

„Nein“, widerspricht die Lehrerin, „manche Kinder werden von einem Mann sexuell belästigt, den sie entweder ein wenig oder sogar sehr gut kennen und ihm deshalb vertrauen, zum Beispiel einem Nachbarn oder einem Freund der Familie.“
„Heißt das etwa, dass jeder Erwachsene schlecht sein kann? Dass man vor allen Angst haben muss?“, fragen die Kinder mit wachsender Unruhe.
Doch die Lehrerin beruhigt sie: „Nein, es ist nicht möglich zu leben, wenn man jedem misstraut. Man muss nur einige Regeln beachten, um möglichst sicher zu sein, dass keinerlei Gefahr besteht.“

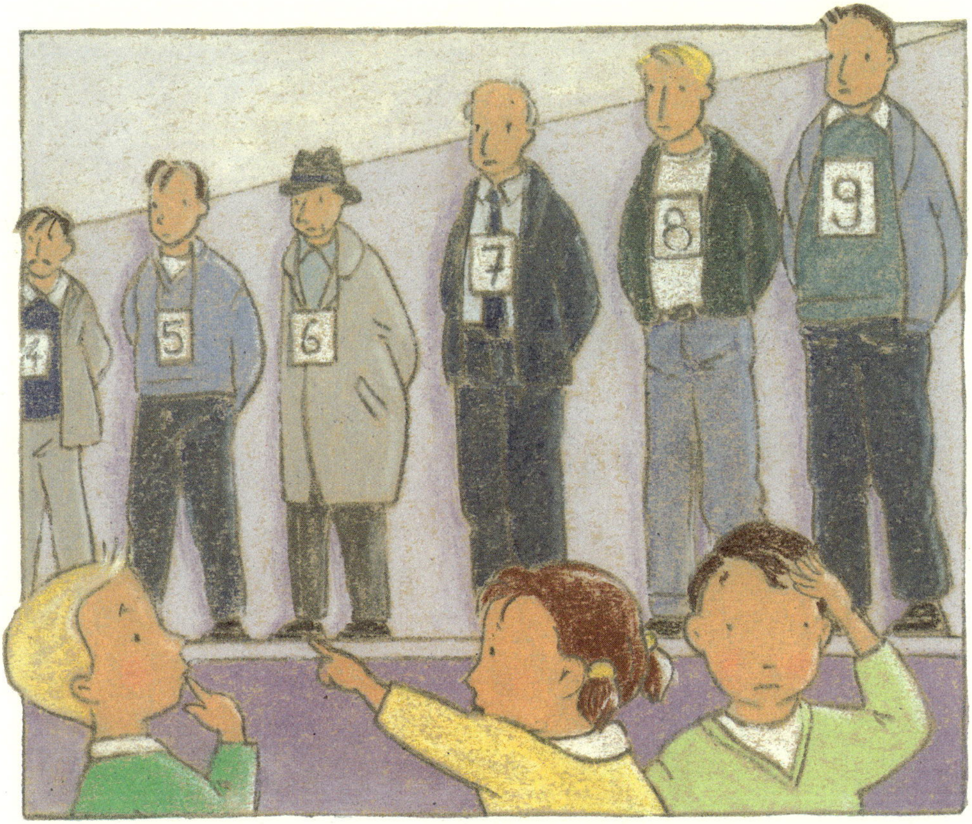

„Wenn euch jemand vorschlägt, mit ihm mitzugehen, sei es für fünf Minuten oder für den ganzen Nachmittag, dann gibt es nur zwei Möglichkeiten: Entweder ihr nehmt den Vorschlag an oder ihr lehnt ihn ab.
Wenn ihr Lust habt mitzugehen, müsst ihr euch zwei Fragen stellen: erstens ‚Wissen Mama oder Papa, wo ich bin, wenn ich mitgehe?' und zweitens ‚Wird mir jemand helfen können, wenn es gefährlich wird?'
Wenn ihr eine dieser beiden Fragen mit Nein beantwortet, müsst ihr ganz ungeniert sagen: ‚Ich komme gerne mit, aber ich muss vorher meine Mutter oder meinen Vater fragen.'
Und wenn ihr euch dann immer noch nicht ganz sicher fühlt, zögert nicht, darüber zu sprechen und Nein zu sagen."

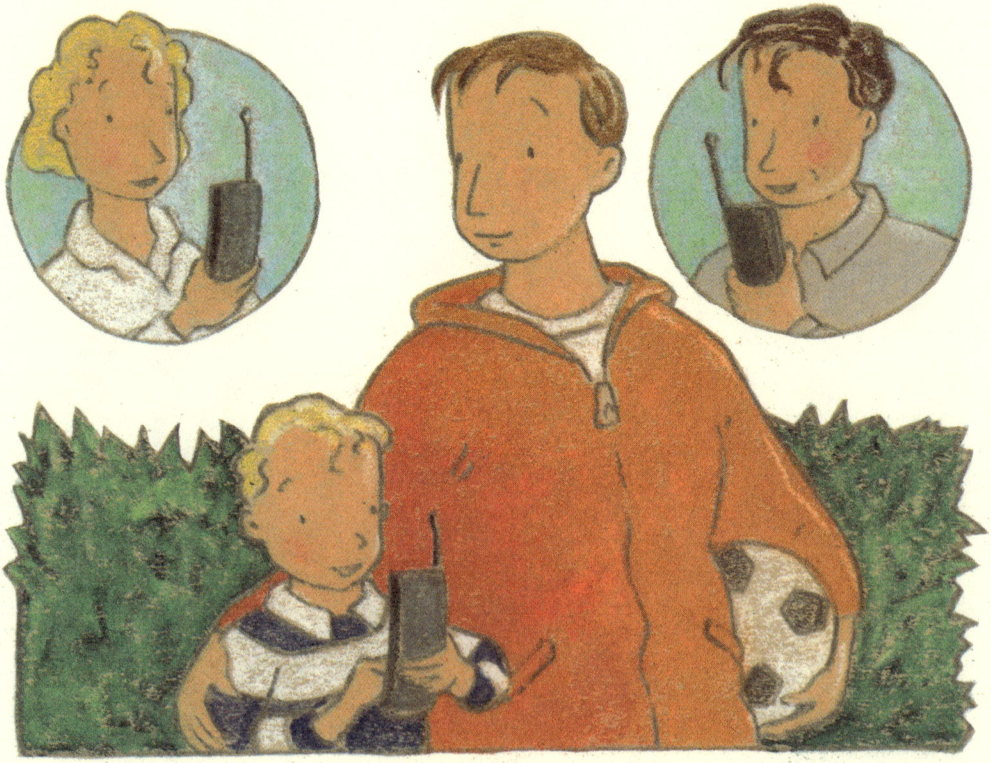

7. Kapitel

JAN IST GANZ DURCHEINANDER

Im Laufe dieses Tages haben Sophie und ihre Freunde viel darüber erfahren, was im Leben Trauriges passieren kann, aber die Lehrerin hat ihnen auch erklärt, wie sie damit umgehen können.
Zum Glück ist in drei Tagen Weihnachten.
Die meisten Kinder wollen all das so schnell wie möglich vergessen und nur noch an die Überraschungen unter dem Weihnachtsbaum und die glänzenden Kugeln denken.
Die meisten - nur Jan nicht. Jeden Abend vor dem Einschlafen denkt er daran, was er in der Schule gehört hat: „Das betrifft Mädchen und Jungen gleichermaßen, selbst wenn der Täter fast immer ein Mann ist“ oder „Sogar jemand, den man kennt und dem man daher nicht misstraut, kann es böse meinen“.

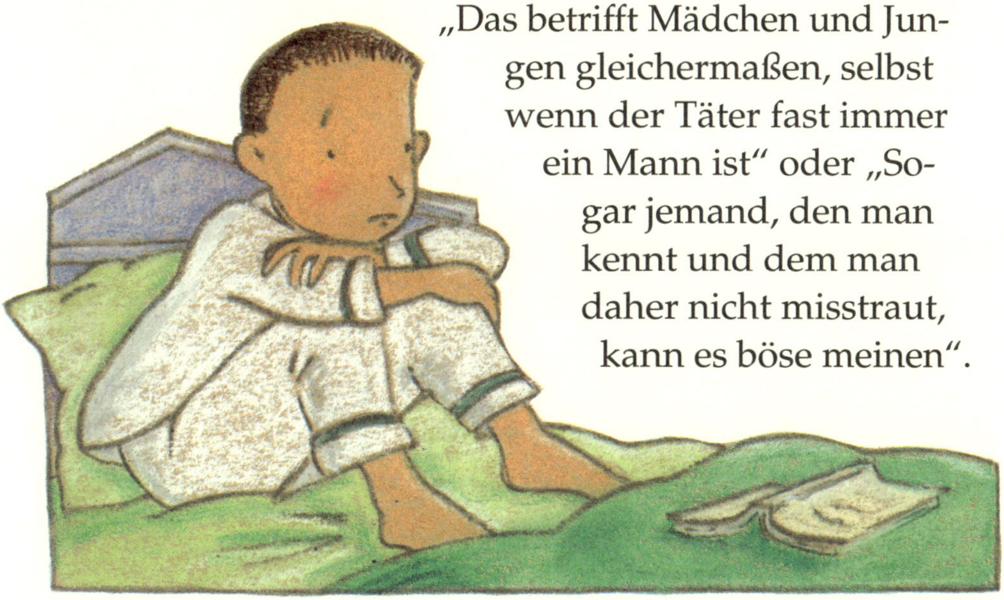

Normalerweise unternimmt Jan jeden Sonntag etwas mit seinem Onkel Achim, da seine Eltern an diesem Tag arbeiten. Onkel Achim hat selber keine Kinder und kümmert sich gerne um Jan, der weder Bruder noch Schwester hat. Als Jan noch klein war, ist er mit ihm Fahrrad gefahren oder in den Zirkus gegangen.

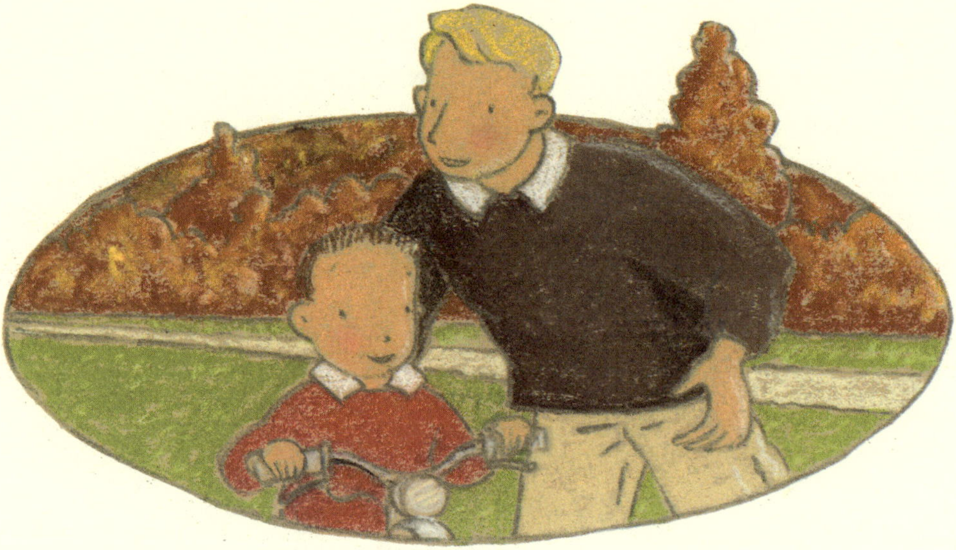

Jetzt gehen sie sonntags oft ins Kino. Einmal hat er ihn sogar mit ins Theater genommen und Jan erinnert sich noch genau an den herrlichen Abend: Sie sahen ein Stück aus dem 17. Jahrhundert, mit prächtigen Kostümen. Überall brannten Lichter und vor der Bühne hing ein riesiger roter Vorhang aus Samt. Am Ende standen alle Zuschauer auf und klatschten Beifall.
Onkel Achim hat ihm versprochen, dass sie bald wieder einmal ins Theater gehen werden, und bisher konnte Jan diesen Tag kaum erwarten.

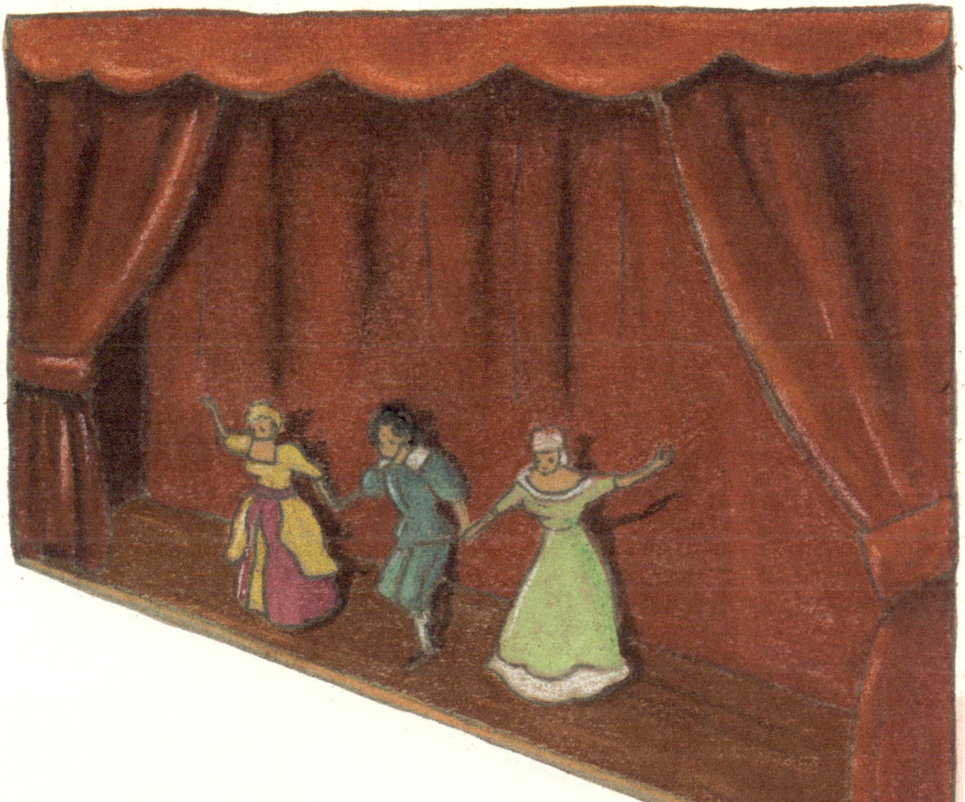

Aber jetzt ist er auf einmal so verunsichert - warum denn nur? Bevor sie in der Klasse über den Körper und den Respekt gesprochen haben, hat er sich doch nie Gedanken darüber gemacht. Und jetzt zweifelt er plötzlich, ob er seinem Onkel, der immer so lieb zu ihm ist, überhaupt trauen kann: Oft legt er den Arm um seine Schultern oder drückt ihn, einfach so, ohne Grund.

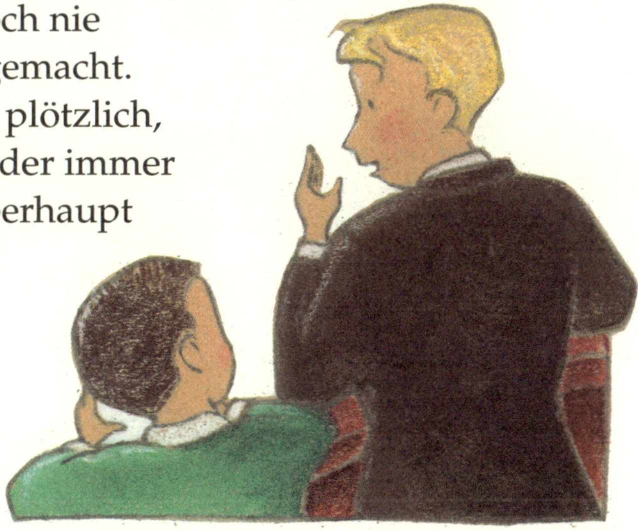

Gehört so etwas schon zu dieser „sexuellen Aggression“, von der die Lehrerin geprochen hat? Könnte es sein, dass sein Onkel dabei seltsame Gedanken hat? Oder dass er unter dieser Krankheit leidet, die man nicht sehen kann?
Jan stellt sich immer wieder diese Fragen, ohne jedoch eine Antwort zu finden. An den folgenden Sonntagen fühlt er sich höchst unwohl, doch er traut sich nicht, offen darüber zu reden. Er ist durch all das, worüber in der Schule gesprochen wurde, ziemlich verwirrt und hat das Gefühl, alles durcheinander zu bringen: Traum und Wirklichkeit, groß und klein, freundlich und böse, den, der es gut meint und den, der Schlechtes will …

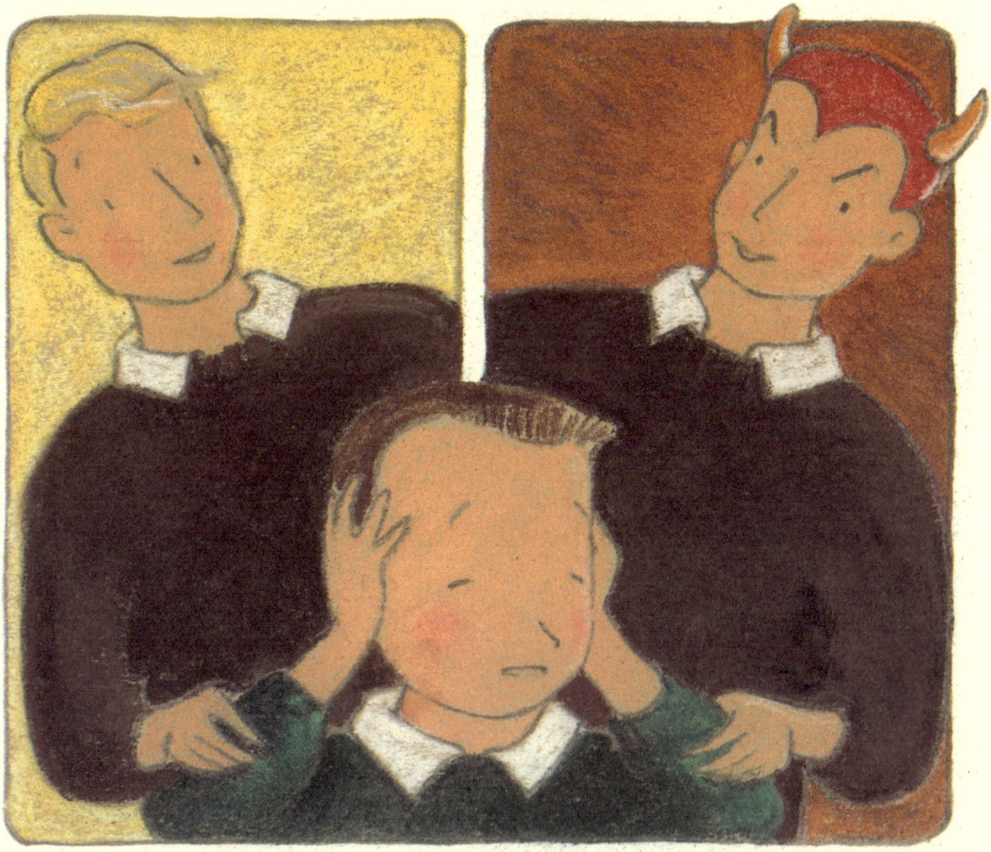

8. Kapitel

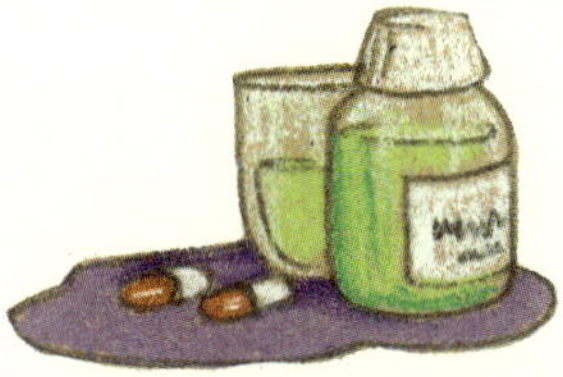

KRANK SEIN HILFT NICHT WEITER

So kommt es, dass Jan jeden Sonntagmorgen krank wird, weil er sich nicht traut, über seine Gedanken zu reden.
Er weiß, dass seine Mutter es irgendwie einrichten kann zu Hause zu bleiben, wenn er krank ist.
Am ersten Sonntag hat er Bauchschmerzen. Alle glauben, er habe Weihnachten wohl zu viel Schokolade gegessen und ein Tag Ruhe werde ihn schon wieder auf die Beine bringen.
Am zweiten Sonntag hat er schlimme Ohrenschmerzen. Der Doktor vermutet eine Mittelohrentzündung und verschreibt ihm Antibiotika.

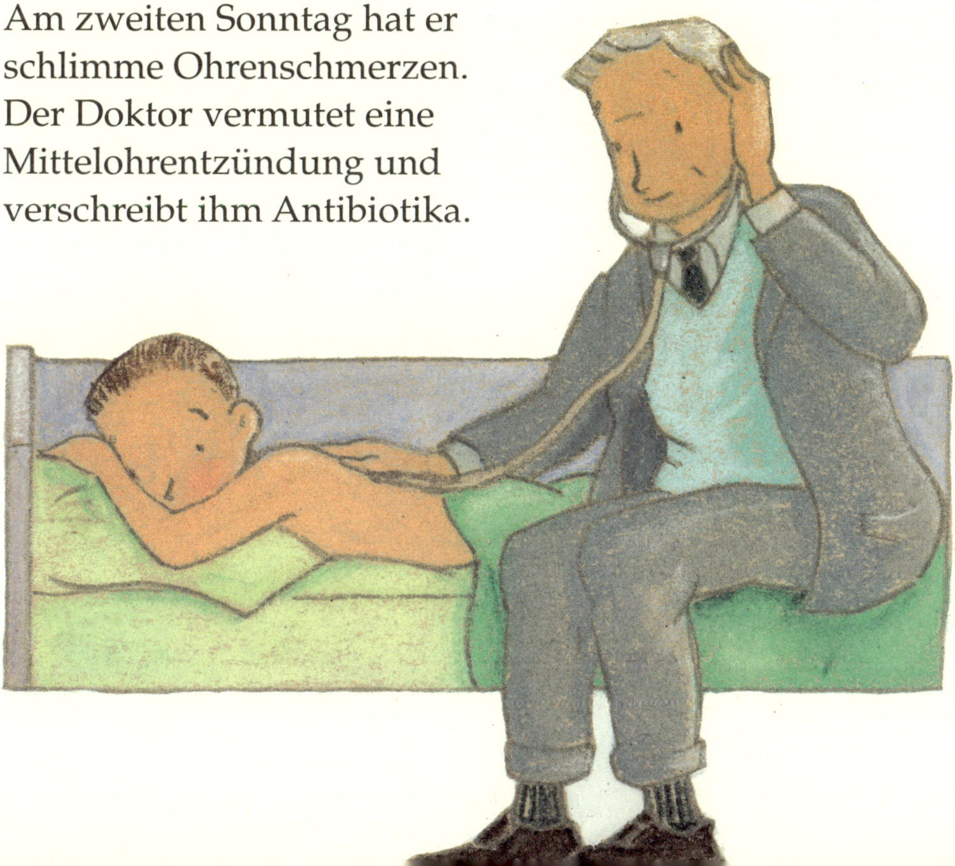

Als Onkel Achim ihn abholen will, ist er enttäuscht. „Wie schade, dass du immer sonntags krank wirst!"
„Nein, nein", entgegnet seine Mutter, „das ist weniger schlimm als an einem Schultag."
Am dritten Sonntag bekommt er wieder Ohrenschmerzen, obwohl sie während der Woche zurückgegangen waren. Der Doktor ist ratlos.
„Das ist seltsam, denn normalerweise wirken die Antibiotika sehr viel länger."
Besorgt sagt er zu Jan: „Wenn das nicht besser wird, müssen wir dich im Krankenhaus röntgen, um zu sehen, was los ist."

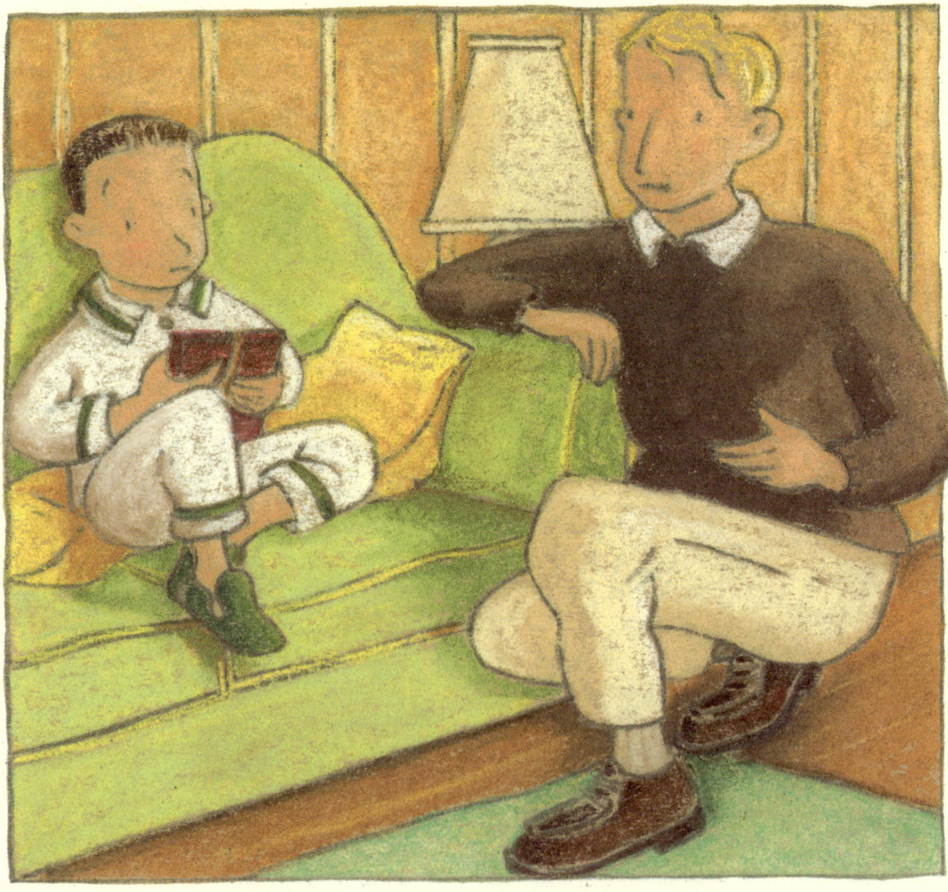

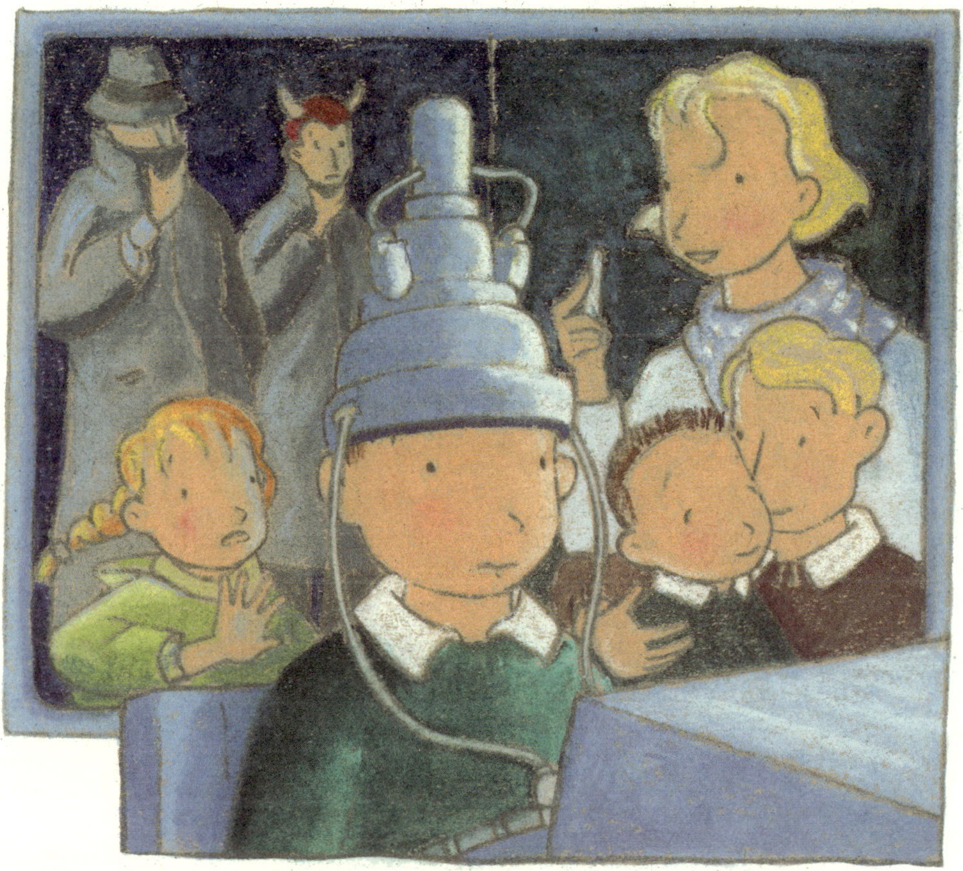

Jan fragt sich, ob bei einer Röntgenaufnahme des Ohres auch sichtbar werden könnte, was in seinem Kopf vorgeht.
„Vielleicht können sie meine Gedanken sehen, wie kleine Flecken rund um meine Ohren."
Jan will aber auf keinen Fall, dass jemand seine Gedanken sieht. Er will sie für sich behalten, denn er hat seinen Onkel Achim sehr gern, auch wenn ihn all die Dinge, die er gehört hat, verwirren.
Am vierten Sonntag hat er wieder Bauchschmerzen, aber er sagt nichts.

Als sein Onkel kommt und sagt, weil Jan jetzt endlich wieder gesund sei, würden sie zur Feier des Tages ins Theater gehen, fällt es Jan schwer, ein glückliches Gesicht zu machen.
„Du wirst sehen, das wird dir gefallen! Es ist ein tolles Stück mit Musik, Gesang und vielen Abenteuern."
Im Taxi, das sie hinbringt, rückt Jan weit weg und kuschelt sich nicht wie sonst an seinen Onkel.
„Was ist denn los?", fragt Onkel Achim besorgt, als er seinen Neffen so traurig und abweisend sieht. „Du tust ja fast so, als ob du Angst vor mir hättest."
Da wird Jan mit einem Mal klar, dass er wohl eher Angst vor seinen eigenen Fantasien hat und er beschließt, später mit Onkel Achim über alles zu reden - denn eigentlich vertraut er ihm ja.

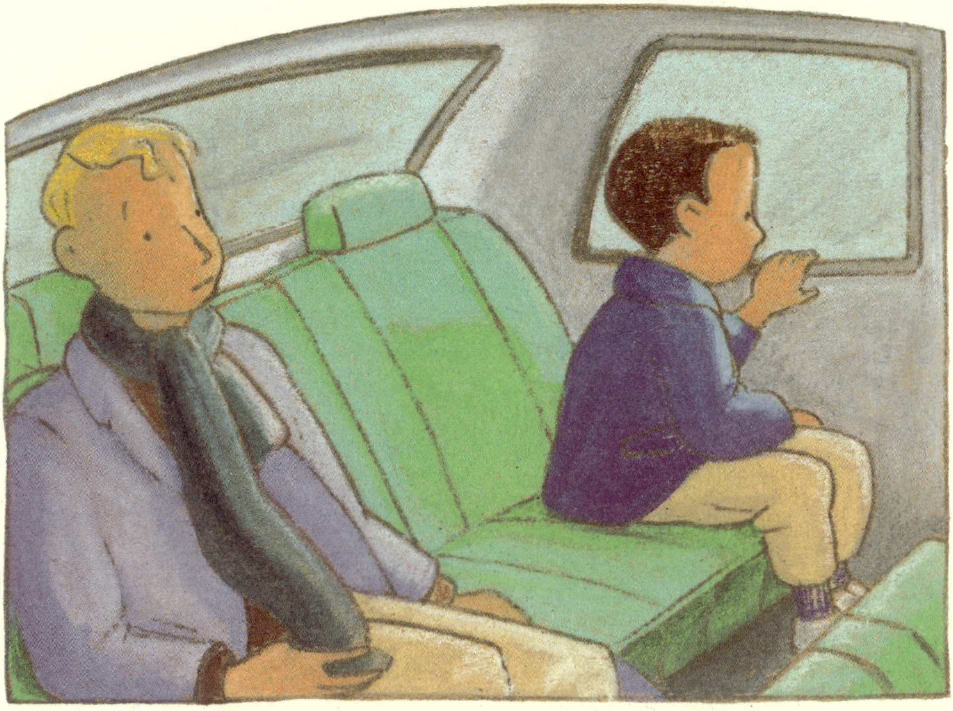

9. Kapitel

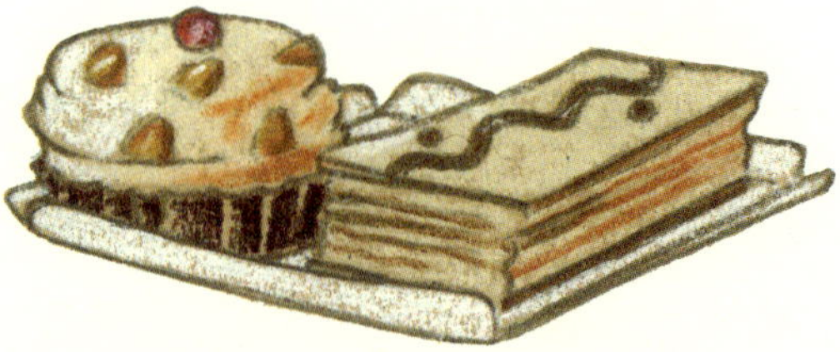

EIN GESPRÄCH BEIM KUCHENESSEN

Nach dem Theater, das Jan wirklich toll fand, gehen sie nach Hause, um etwas zu essen. Wie üblich hat Onkel Achim bei der Bäckerei zwei große Kuchenstücke für sie ausgesucht: ein Obsttörtchen für sich und eine Nougatschnitte für seinen Neffen.
Sie setzen sich in die Küche und trinken heißen Kakao.
„Jan, irgendetwas stimmt doch nicht, du fühlst dich nicht wohl in deiner Haut! Seit einem Monat bist du krank und ich glaube nicht, dass die Mittelohrentzündung alles erklärt."

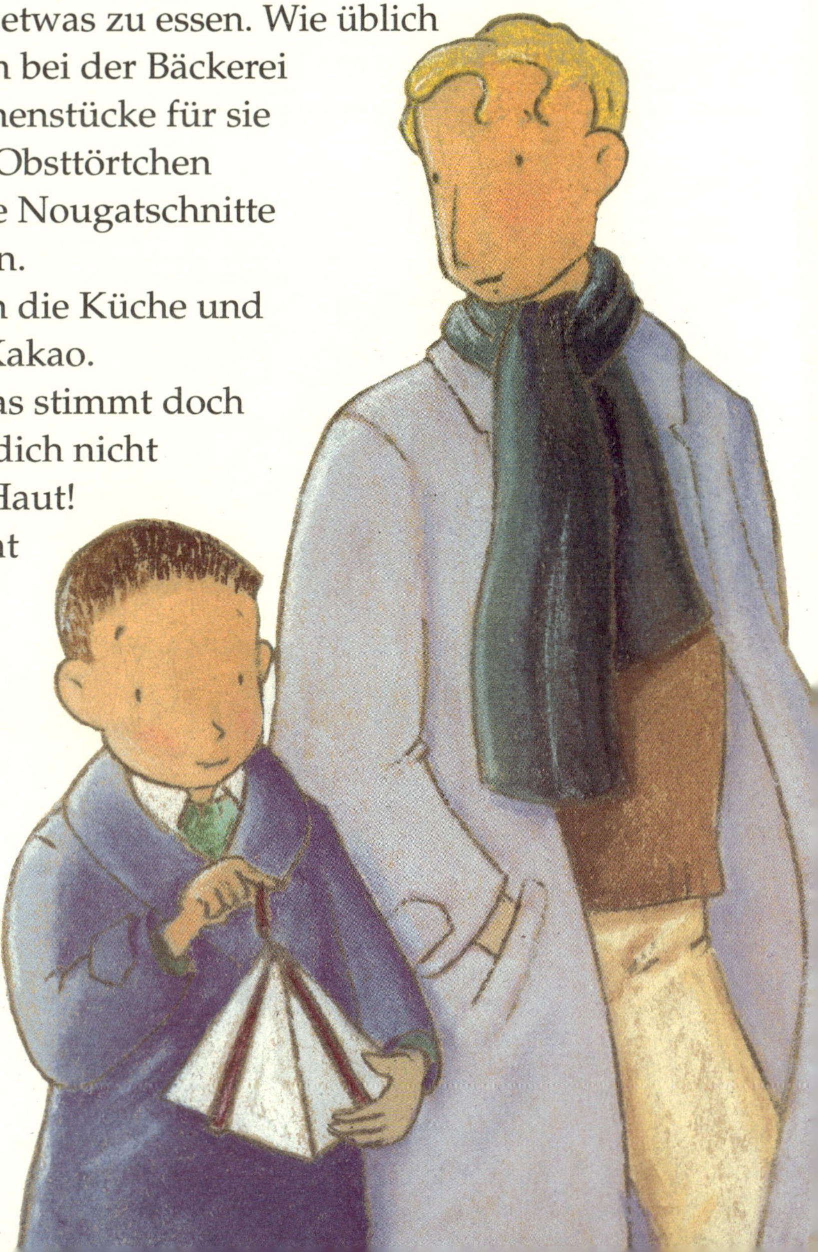

„Wie hast du das denn gemerkt?“, fragt ihn sein Neffe.
„Einfach, weil auch ich - wenn ich mir über etwas Sorgen mache - müder bin als sonst und auch leichter krank werde.“
Nun endlich überwindet sich Jan, seinem Onkel zu erzählen, was er in der Schule gehört hat - dass es Erwachsene geben soll, die Kinder nicht respektieren. Und wie für einen Achtjährigen - wenn er so etwas erfährt - auf einmal alles sehr kompliziert wird.
„Ihr könnt euch gar nicht vorstellen, ihr Großen, wie sehr uns das verwirrt. Plötzlich fangen wir an, jeden für schlecht zu halten und haben Angst, weil wir doch irgendwie noch klein sind.“

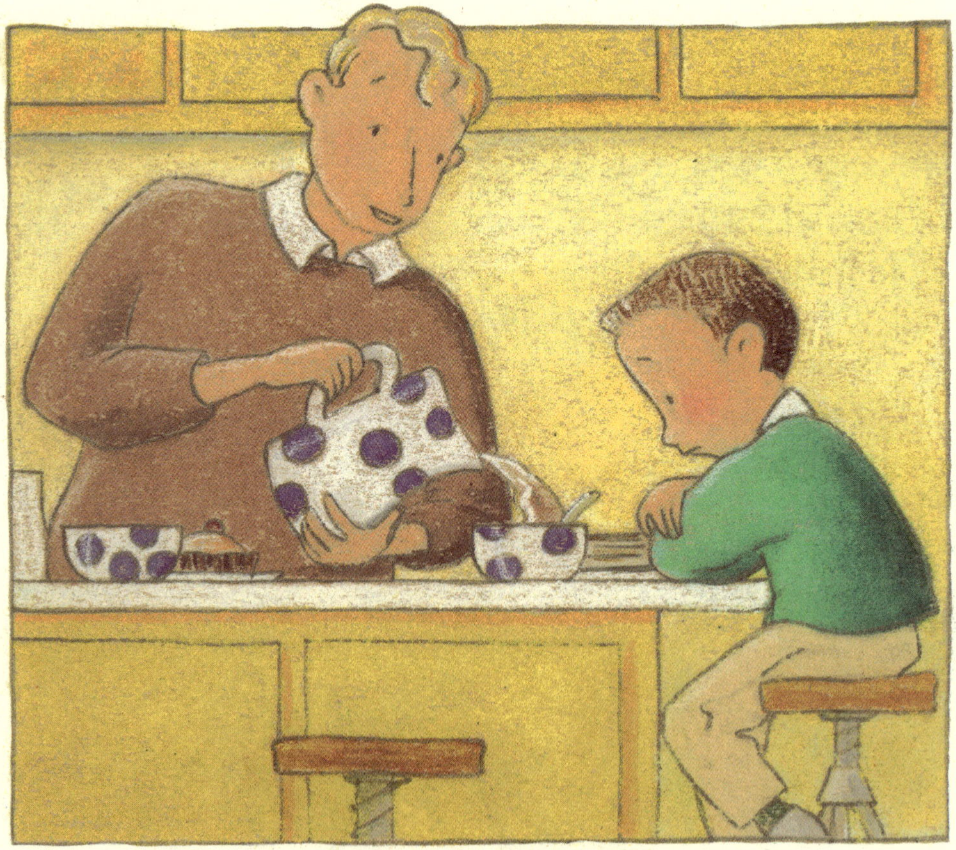

„Aber bei all den schrecklichen Zeichentrickfilmen, die du im Fernsehen siehst, solltest du doch daran gewöhnt sein!", wirft Onkel Achim ein.
„Das ist nicht dasselbe: Denn da weiß man ja, dass es nicht echt ist, also ist die Angst nicht so groß."
Onkel Achim versucht zu verstehen, was in seinem Neffen vorgeht.
„Hast du denn das Gefühl, dass ich nicht lieb zu dir bin? Dass ich dir was Böses will?"
„Nein, nein, du bist sogar sehr lieb zu mir. Aber manchmal - ich weiß nicht recht - die Lehrerin hat uns erzählt, dass selbst kleine Jungen von Männern verfolgt werden, die so verrückte Sachen mit ihrem Penis machen … - und sie hat auch gesagt, ‚mein Körper gehört mir und nicht dir!'"
Jan ist ganz rot geworden.

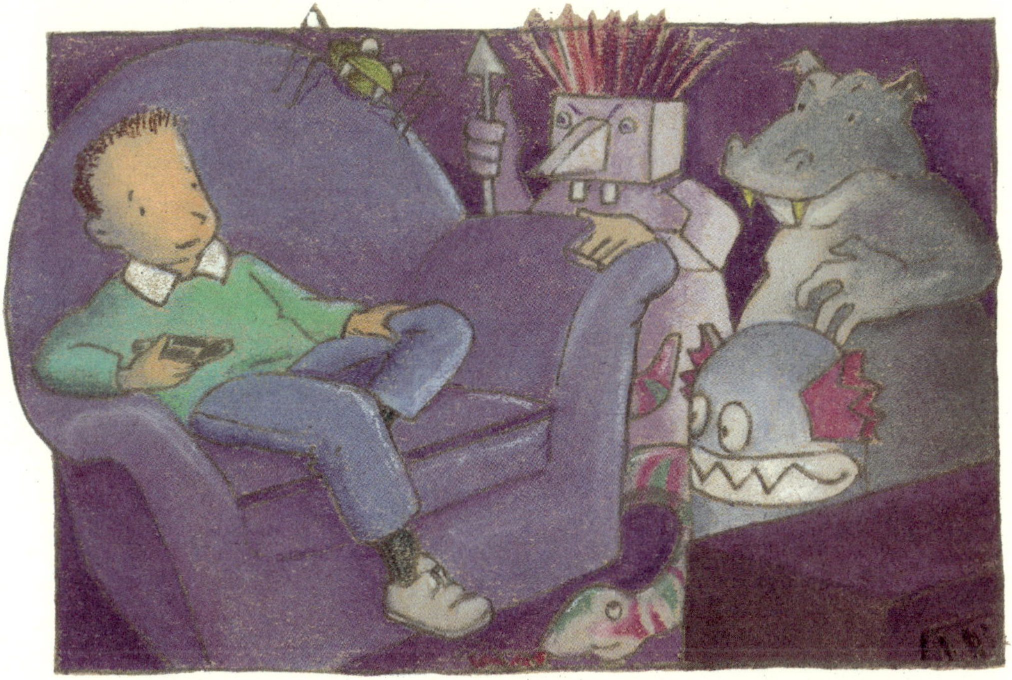

Nach und nach lüftet sich das Geheimnis: Jan erzählt seinem Onkel, was Sophie passiert ist und was die Klasse daraufhin in der Schule über Respekt und den Körper gelernt hat. Dann spricht er auch über seine eigenen Ängste: „Verstehst du, wenn du deinen Arm um mich legst, finde ich das völlig normal. Aber seitdem ich das alles gehört habe, weiß ich nicht mehr so recht, was eigentlich normal ist."
„Hör zu, Jan, Zärtlichkeiten zwischen einem Erwachsenen und einem Kind sind meistens völlig natürlich, und du spürst das ja auch. Aber wenn dir so etwas einmal unangenehm sein sollte, egal ob bei Verwandten oder Freunden, dann ist es immer am besten, darüber zu reden, so wie du es jetzt getan hast."
Jan ist nun wirklich sehr erleichtert, dass sie endlich darüber gesprochen haben.

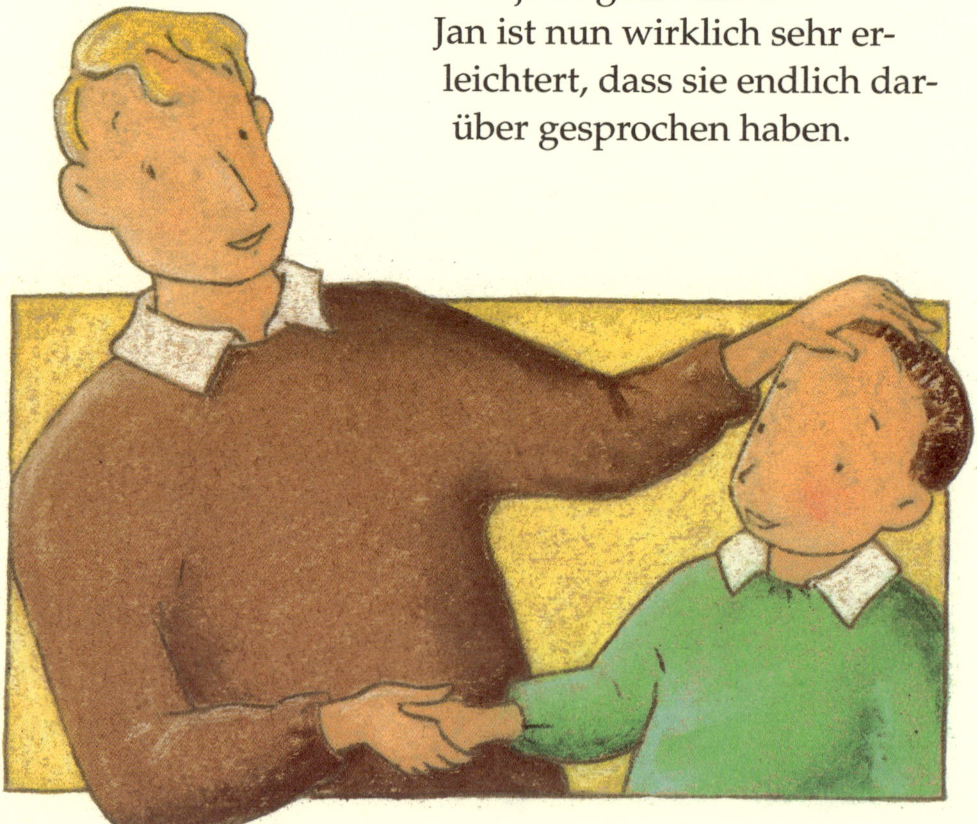

10. Kapitel

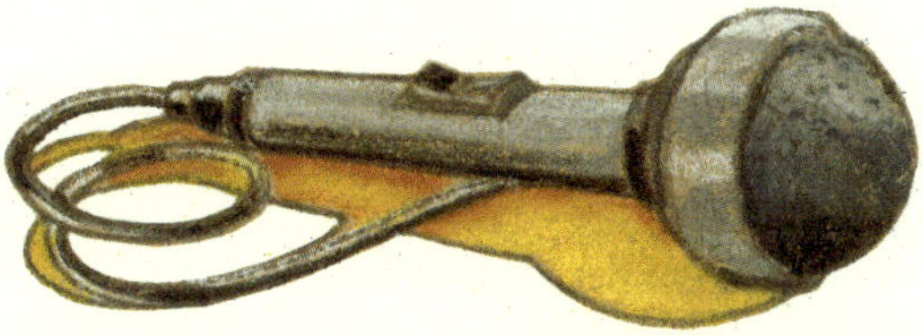

JAN UND SOPHIE HABEN VIEL GELERNT

Seit der *Geschichte mit dem Mann* - wie die Kinder den Vorfall jetzt nennen - sind einige Monate vergangen. Der Mann wurde nie mehr gesehen. Das Leben der Kinder verläuft wieder ganz normal, sei es in der Klasse oder - bei schönem Wetter - auf dem Schulhof, wo einige Fahrrad fahren und andere Verstecken oder Fangen spielen.
Und Jan genießt wie früher die Sonntagnachmittage mit seinem Onkel.

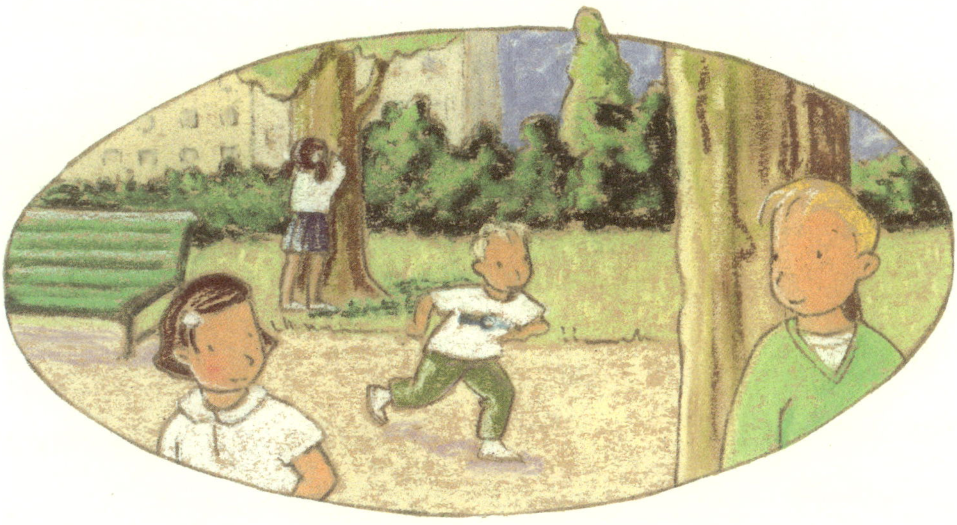

Sophie geht auch wieder allein zur Schule. Nur manchmal hat sie noch ein bisschen Angst, doch dann denkt sie an das Lied der Lehrerin …
Das gibt ihr das Gefühl, sehr stark zu sein.
Und damit sie den Refrain auch bestimmt nicht vergisst, singt sie ihn oft vor sich hin - zum Beispiel, wenn sie keine Lust hat sich zu waschen oder wenn sie unbedingt ihren Lieblingsrock und das Blumen-T-Shirt anziehen will, dann summt sie: „Mein Körper gehört mir, vom Kopf bis zum Zeh … “
Das ist eben ihre Art, die Ratschläge der Lehrerin anzuwenden.
Eines Tages taucht in der Schule ein Reporter auf, der die Kinder interviewen will. Anderswo hat nämlich wieder ein Mann einem Kind seinen Penis gezeigt. Die Zeitungen sind voll davon.
Auch im Fernsehen und im Radio reden alle darüber.

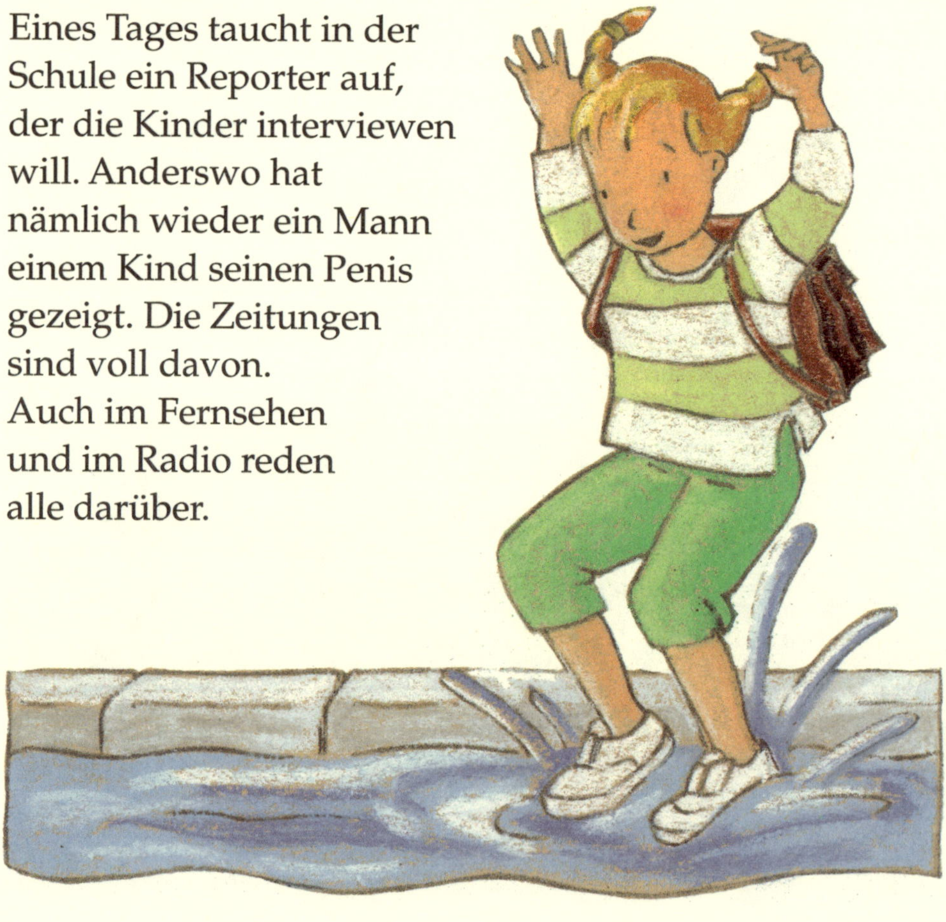

Als der Reporter in Sophies Klasse kommt, weiß niemand, woher er etwas von der *Geschichte mit dem Mann* erfahren hat - aber er scheint bestens informiert zu sein.
„Kannst du uns mal von deinem Erlebnis erzählen und was da genau passiert ist?", fragt er Sophie.
Verängstigt wirft sie ihrer Lehrerin einen kurzen Blick zu, und die versteht sofort, was in Sophie vorgeht: „Sophie, jetzt kannst du beweisen, dass du durch unsere Gespräche etwas gelernt hast. Nämlich, dass Kinder das Recht haben, Nein zu den Erwachsenen zu sagen, wenn es sich um etwas Wichtiges handelt."
Von diesen Worten ermutigt antwortet Sophie dem Journalisten: „Nein, ich möchte nicht darüber sprechen."
Dieser, etwas verblüfft, lässt trotzdem nicht so leicht locker: „Nun, möchte dann vielleicht sonst jemand etwas dazu sagen?"

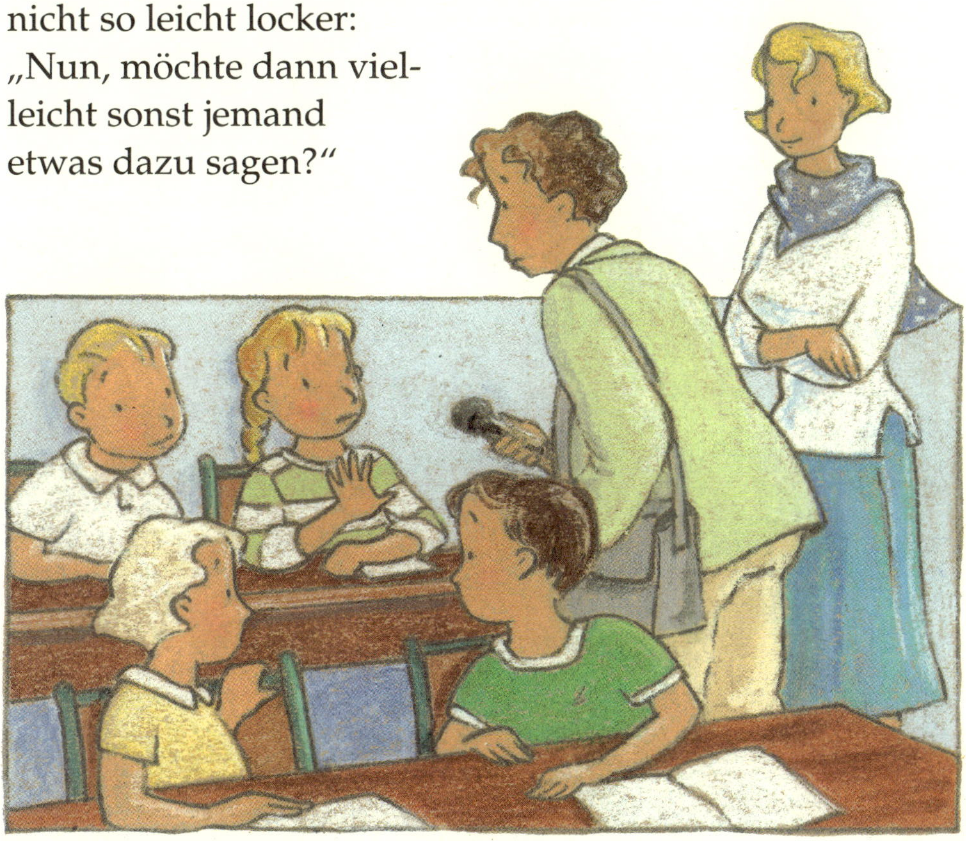

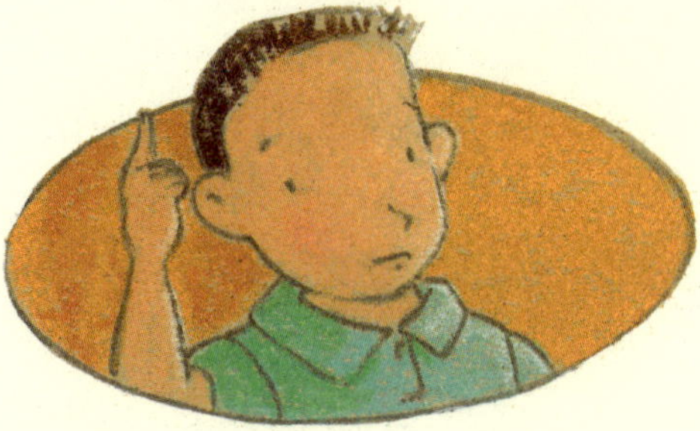

„Ja, ich möchte etwas sagen“, meldet sich Jan.
„Es ist wichtig, mit uns darüber zu sprechen, damit wir uns richtig verhalten können. Aber mit acht Jahren und selbst danach sind wir noch lange nicht groß. Wir brauchen noch unsere Träume und müssen auch daran glauben können, dass die Erwachsenen lieb und glücklich sind. Denn wenn nicht, wenn wir zu viel Trauriges hören, dann wollen wir gar nicht mehr erwachsen werden. Also, achtet darauf, dass ihr uns bei allem, was ihr uns erzählt, immer auch noch etwas Beruhigendes sagt. Passt auf, welche Bilder ihr im Fernsehen zeigt und welche Worte ihr benutzt.“
Die ganze Klasse klatscht nach Jans Rede Beifall, auch die Lehrerin und sogar der Reporter.
Und ratet mal, welches Lied sie ihm zum Abschied singen …?

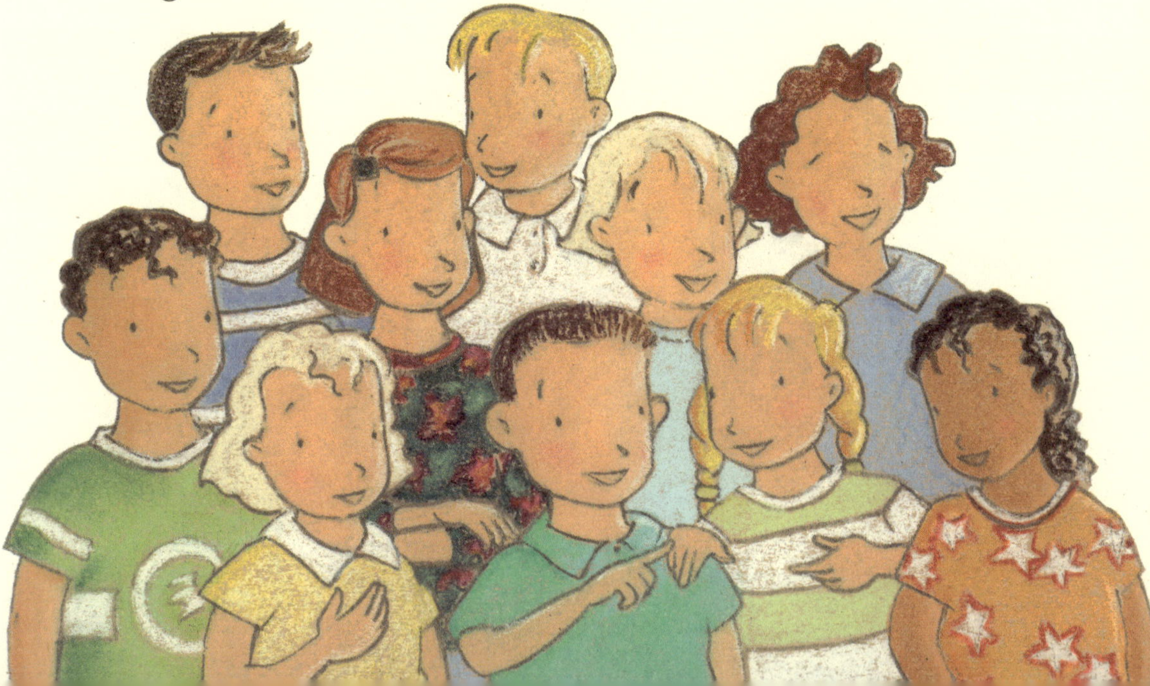

Dieses Buch wird vom Deutschen Kinderschutzbund empfohlen.

Der Kinderschutzbund
Gemeinsam für die Zukunft aller Kinder!

Wer etwas erreichen will, muss gemeinsam mit anderen handeln. Deshalb haben sich 50.000 Menschen in Deutschland im Kinderschutzbund zusammengetan. An 420 Orten setzen sie sich für Kinder ein, spüren Missstände auf, drängen Politiker und Verwaltung zum Handeln und packen selber an.
Der Kinderschutzbund will Kinder stark machen, ihre Fähigkeiten fördern, sie ernst nehmen und ihre Stimme hören. So werden die Kinder vorbereitet auf die verantwortliche Gestaltung ihres eigenen Lebens und unserer Welt - also für die Zukunft.
Es geht dem Kinderschutzbund um alle Kinder in Deutschland. Er macht keinen Unterschied zwischen Religionen, Jungen und Mädchen, Herkunft, Behinderten und Nichtbehinderten. Aktiv wendet er sich gegen jede Form von Benachteiligung, Diskriminierung und Ausgrenzung nicht nur von Kindern, sondern aller Menschen.
Denn nur in einer Gesellschaft, die durch Offenheit, Toleranz, ein friedliches Miteinander, Gerechtigkeit, Verständnis und Solidarität gekennzeichnet ist, werden Kinder eine gute Zukunft haben.

Betroffene Eltern und Kinder erhalten unter folgenden Adressen Auskunft zu den nächstliegenden Beratungsstellen:

Deutscher Kinderschutzbund Bundesverband e.V.
Schiffgraben 29; D - 30159 Hannover
Tel: 0511 - 304 85-0; Fax: 0511 - 304 85-49
E-mail: info@dksb.de
Internet: www.kinderschutzbund.de

Schweizerischer Kinderschutzbund
Brunnmattstr. 38
CH - 3007 Bern
Tel: 031-38 202 33
Fax: 031-382 45 21
E-Mail: sksb.aspe@pro-kids.ch

Österreichischer Kinderschutzbund
Obere Augartenstr. 26-28
A - 1020 Wien
Tel: 01-332 50 01
Hotline: 0800 234 123
E-Mail: kinderschutzbund@aon.net